U0243168

泰山学院学术著作出版基金资助出版

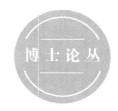

博士论丛

肥胖相关的胰岛素抵抗的运动疗效研究
抗氧化应激视角

The Effect of Exercise on Obesity Related Insulin Resistance
the Perspective of Antioxidant Stress

赵秀峰 著

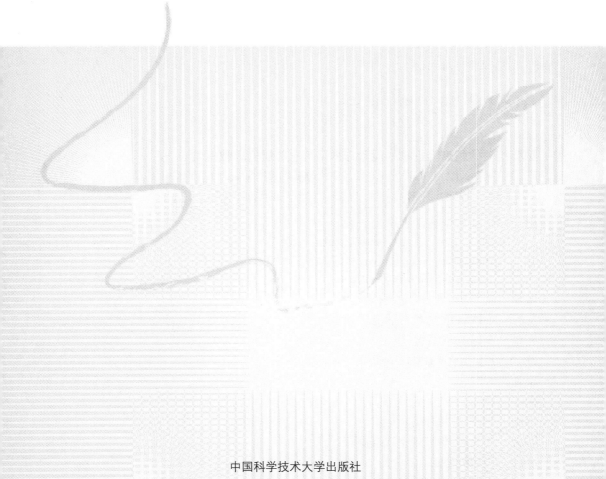

中国科学技术大学出版社

内 容 简 介

2型糖尿病属于生活方式病,与肥胖相关的2型糖尿病的病因主要为肥胖导致机体的脂代谢紊乱,表现为胰岛素敏感性降低和胰岛素抵抗。运动可以有效地控制血糖、控制体重、减脂,从而减少2型糖尿病患者的并发症。本书注重理论知识和科研实践相结合,旨在探究脂质积累诱导的胰岛素抵抗的分子机制及运动改善胰岛素抵抗的抗氧化应激保护机制。

本书可供体育科研人员、体育教师,运动人体科学专业的本科生、研究生,糖尿病相关的医务工作者和药物研发人员,及对此感兴趣的相关专业人士阅读借鉴。

图书在版编目(CIP)数据

肥胖相关的胰岛素抵抗的运动疗效研究:抗氧化应激视角/赵秀峰著. —合肥:中国科学技术大学出版社,2021.9

ISBN 978-7-312-05232-3

Ⅰ.肥… Ⅱ.赵… Ⅲ.① 糖尿病—胰岛素—抗体—研究 ② 糖尿病—运动疗法—研究 Ⅳ.R587.105

中国版本图书馆 CIP 数据核字(2021)第 127327 号

肥胖相关的胰岛素抵抗的运动疗效研究:抗氧化应激视角
FEIPANG XIANGGUAN DE YIDAOSU DIKANG DE YUNDONG
LIAOXIAO YANJIU: KANG YANGHUA YINGJI SHIJIAO

出版	中国科学技术大学出版社
	安徽省合肥市金寨路 96 号,230026
	http://press.ustc.edu.cn
	https://zgkxjsdxcbs.tmall.com
印刷	合肥华苑印刷包装有限公司
发行	中国科学技术大学出版社
经销	全国新华书店
开本	710 mm×1000 mm　1/16
印张	9.5
字数	186 千
版次	2021 年 9 月第 1 版
印次	2021 年 9 月第 1 次印刷
定价	50.00 元

前　言

　　糖尿病是以高血糖为特征的代谢性疾病,现在糖尿病已成为国际性的重大公共健康卫生问题。在全球范围内,糖尿病的发病率呈逐年增加的趋势,国际糖尿病联盟数据显示,2017 年全球糖尿病患者人数达 4.25 亿,预计 2045 年将达 6.29亿。因此,遏制糖尿病在全球的流行显得尤为紧迫。肥胖作为 2 型糖尿病(T2DM)的主要危险因素之一,主要通过诱导胰岛素抵抗而导致糖尿病发生发展。高热量饮食(特别是高脂饮食)以及体育运动的减少均会导致脂质在脂肪组织及非脂肪组织(如骨骼肌、肝脏和心脏)中的沉积。骨骼肌中脂质的沉积降低了其对胰岛素的敏感性,因此骨骼肌内脂质沉积被认为是从肥胖到 T2DM 发生过程中的一个重要桥梁。各种损害因素在糖尿病状态下所引起的肌无力、肌萎缩、肌肉酸痛,将使肌肉葡萄糖处理能力严重受损。

　　胰岛素抵抗(insulin resistance,IR)在 T2DM 患者中的发生率高达 85% 左右,是 T2DM 的最主要病理特征,其不仅贯穿于 T2DM 发生发展的全过程,还是心脑血管疾病、乳腺癌和阿尔兹海默症等疾病的共同病理基础。IR 主要表现为脂肪、肝脏和骨骼肌三大外周组织对葡萄糖的摄取异常及肝糖输出增多。骨骼肌是胰岛素作用的靶器官,在胰岛素刺激下,人体 80% 以上的葡萄糖摄取在骨骼肌中完成,其对葡萄糖的摄取量以及处理能力直接影响着机体对胰岛素的敏感程度,因此骨骼肌是 IR 发生的重要场所,骨骼肌 IR 是导致全身 IR 及肥胖、T2DM、代谢综合征等代谢性疾病发病的重要原因。在这些疾病情况下可发现质膜游离脂肪酸(free fatty acid,FFA)水平增加,且在超重和肥胖个体中发现 FFA 水平升高在高血糖症发生之前,T2DM 中糖代谢紊乱产生糖毒性的根源为脂代谢异常。

　　线粒体功能损伤在高脂引起的 IR 发展过程中发挥重要作用。在高脂引起的IR 中,骨骼肌线粒体呈现氧化应激状态。氧化应激(oxidative stress,OS)已被认为是糖尿病并发症的核心病因。2009 年欧洲糖尿病研究协会(EASD)主席Ceriello 教授提出"代谢记忆学说":氧化应激一旦形成,即使血糖严格控制接近正常水平,超氧自由基促进的氧化应激仍将持续恶性循环,导致并发症发生。2011年《美国临床内分泌专家协会糖尿病综合治疗方案医疗指南》明确提出,治疗糖尿病并发症,应强调抗氧化应激与降糖并重。抗氧化应激成为并发症对因治疗的新靶点。在应对氧化应激损害的时候,机体会通过诱导一系列保护性蛋白的产生,形成一套复杂而精密的氧化应激应答系统来缓解细胞所受的损害。而近年来的研究发现，核因子 NF-E2 相关因子（nuclear factor erythroid 2-related factor 2，Nrf2）通过与抗氧化反应元件（antioxidant responsive elment，ARE）相互作用调节编码抗氧化蛋白，是迄今为止发现的最为重要的内源性抗 OS 通路。Nrf2 系统和胰岛素作用之间的关系是新的研究领域，研究 Nrf2 活化是否对 IR 有重要作用的意义非常重大。目前，Nrf2/ARE 抗氧化系统在骨骼肌及糖代谢中作用的研究较少，现有的研究仅限于氧化应激引起的衰老及肌肉衰减症的病因学研究，虽然有研究表明 Nrf2 可能是减少血糖水平的一个治疗靶点，但仍没有对相关机制的研究。

本书在文献梳理部分综述了高脂诱导骨骼肌 IR 的线粒体机制、Nrf2 在氧化应激引起的 IR 中的作用及运动对 Nrf2 系统的影响等方面的研究情况，为读者展现了目前对骨骼肌脂质积累、胰岛素抵抗、氧化损伤、抗氧化应激系统等相关研究的现状，并为后续实验研究奠定了理论基础。第二、三、四章是本书中的实验研究部分，选用棕榈酸（Palmitate，PA）孵育分化的 C2C12 肌管建立 IR 的细胞模型（第二章），来研究高脂对肌管胰岛素信号通路的影响及其作用机制（第三章），并检测此模型下线粒体的氧化损伤和抗 OS 系统的变化（第四章），分析运动对胰岛素信号通路（第三章）和 Nrf2/ARE 通路相关因子的影响（第四章），探讨运动调控 Nrf2水平来提高胰岛素敏感性及抗氧化作用的潜在机制，为 T2DM 的运动疗法的开展和应用，以及 Nrf2 或许是 T2DM 运动疗法的有效靶点的理论假设提供新的实验依据。

具体工作如下：

（1）以梯度浓度的 PA 对 C2C12 肌管进行不同时间的孵育，并通过参数校订，选择合适的 PA 剂量，构建与病理情况相关性好的 PA 诱导的骨骼肌细胞 IR 模型，并分析骨骼肌 IR 时的脂毒性效应。

（2）采用两种 EPS（electrical pulse stimulation）模式来模拟一次性运动（一次刺激 60 min）和周期性耐力运动（3 d×60 min/d），一次 EPS 运动后即刻、连续 EPS3 天后即刻及刺激 24 h 后收样，研究运动的即刻效应和长期效应，分析收缩对胰岛素信号通路和运动刺激糖摄入的 AMP 依赖的蛋白激酶（adenosine 5′-monophosphate（AMP)-activated protein kinase，AMPK）通路相关因子的影响，探讨运动和胰岛素通路之间的交互影响及运动的增敏效应。

（3）通过检测 PA 引起的线粒体氧化应激和氧化损伤相关指标的变化，了解线粒体的功能状况；通过检测 Nrf2/ARE 信号通路相关蛋白表达的变化，揭示 PA 和收缩对细胞内源性抗氧化还原信号通路的影响，进行收缩改善及 PA 诱导的C2C12 肌管 IR 的 Nrf2/ARE 信号机制的研究。

编者

2020 年 12 月

目　　录

第一章 绪 论

第一节 文 献 梳 理

一、文献综述一：高脂诱导骨骼肌 IR 的线粒体机制研究

IR 是肥胖、T2DM 和代谢综合征发病的主要机制[1]，在这些情况下都可发现质膜 FFA 水平增加，所以 FFA 增加在 IR 的病理生理过程中可能占主要作用[2]。骨骼肌是胰岛素作用下葡萄糖(Glucose,G)摄取的主要效应组织，研究表明 G 灌注后约 80% 的糖被骨骼肌摄取[3]。肌组织中的氧化型纤维，对胰岛素敏感，因此易受高糖损害[4]，糖尿病状态下各种损害因素所引起的肌无力、肌萎缩、肌肉酸痛，将使肌肉处理 G 的能力严重受损。骨骼肌 IR 是代谢综合征的早期因素，在 IR 个体中，肌肉 IR 在肝脏 IR 之前[5]，运动具有"胰岛素样"活性[6]，能提高胰岛素敏感性，从而促进机体糖脂代谢。同时，运动类型、运动强度和运动时间的不同对提高胰岛素敏感性的效应也不尽相同。

线粒体功能损伤在高脂引起的 IR 发展过程中发挥重要作用[7]，线粒体氧化应激是引起 IR 的原因[8]。在肥胖病人和 T2DM 患者中骨骼肌表现出氧化能力受损及氧化磷酸化能力电子传递链和三羧酸循环酶活性下降[9]，从而产生更多活性氧(reactive oxygen species,ROS)，造成机体的氧化损伤。因此，在高糖和 FFA 引起的组织及细胞损伤中，最先出现的是氧化应激，紧接着才是其他信号途径的激活。氧化应激是 IR 形成过程中的始发因素，线粒体氧化应激是高脂引起 IR 的原因。

（一）IR 相关概述

1. IR 的定义

IR 是指正常剂量的胰岛素产生低于正常生物学效应的一种状态，即机体对胰岛素的反应减退，主要表现为胰岛素敏感组织(肌肉、脂肪组织)G 摄取减少及抑制肝 G 输出作用减弱[10]。IR 或者说胰岛素在其敏感组织(骨骼肌、肝脏和脂肪组

织)中的作用损害,是肥胖和糖尿病的一个共同的特征[11],这一异常情况也和其他一些流行的代谢疾病有关,包括高血压、血脂异常和心血管疾病[12]。IR 主要是以胰岛素受体后水平抵抗(信号障碍)为主。受体后抵抗指胰岛素与受体结合后,在细胞内一系列信号传导代谢过程的级联反应中,发挥生理效应的诸多效应因子出现异常,包括胰岛素受体底物家族异常、G 转运体异常、细胞内 G 磷酸化障碍、线粒体氧化磷酸化障碍、糖原合成减少、己糖胺/葡萄糖胺代谢途径活性增高等。而葡萄糖转运体-4(glucose transporter 4,GLUT4)的膜转位障碍,是导致 IR 的重要因素之一。

2. GLUT4 在骨骼肌糖代谢中的重要作用

G 由细胞膜上的葡萄糖转运蛋白帮助,经易化扩散进入细胞。目前已发现 14 种分布及功能各不相同的葡萄糖转运蛋白[13],其中 GLUT4 是最主要的葡萄糖转运体。GLUT4 由 509 个氨基酸构成,分子量为 45～55 kD,主要存在于骨骼肌、心肌和脂肪组织中。安静时绝大多数 GLUT4 分布于细胞内的囊泡膜上[14],仅有少数位于细胞外膜上。当胰岛素或运动刺激时,GLUT4 转位至细胞外膜与 G 结合并发生结构改变,从而将 G 转运进入细胞。刺激过后通过内吞作用,多数 GLUT4 又恢复到原来的结构和位置。骨骼肌承担了机体 85% 由胰岛素和运动刺激引起的 G 转运,因此骨骼肌是影响糖代谢的最主要器官。骨骼肌细胞外膜上 GLUT4 的数量和活性,决定了机体对 G 的摄取和利用[14]。

骨骼肌 GLUT4 膜转位涉及多个信号系统[15],步骤复杂,参与成分众多,目前还不完全明确。前期研究发现主要存在于胰岛素和运动两种独立的信号途径中(图 1-1),前者主要是通过受体蛋白基质(IRS)-磷脂酰肌醇 3 激酶(PI3K)-PKB/Akt-AS160-GLUT4 途径产生作用,而 CAP/Cb1 途径对 GLUT4 转位的作用相对较小;后者主要是通过 AMP 活化蛋白激酶(AMPK)产生作用。

胰岛素与其骨骼肌细胞膜表面的受体结合后[15],依次使 IRS 上的酪氨酸激酶以及 PI3K 磷酸化而活化,使 4,5-二磷脂酰肌醇(PIP2)转变为 3,4,5-三磷脂酰肌醇(PIP3)[16,17]。PIP3 作为第二信使,在磷脂酰肌醇依赖性蛋白激酶 1(PDK1)和哺乳动物雷帕霉素靶蛋白复合物 2(mTORC2)的协同下,与丝氨酸/苏氨酸蛋白激酶 B(PKB,又称作 Akt)结合,使 Akt 磷酸化且构象改变而被激活,PKB/Akt 又磷酸化其底物蛋白 AS160(Akt Substrate 160)。AS160 属 Rab-GTP 激活蛋白,又称 TBC1D4,可在多个丝氨酸/苏氨酸位点上被 Akt 磷酸化。AS160 的 N 端有两个磷酸酪氨酸结合域,C 端有一个 GTP 激活酶蛋白结合域(Rab-GAP)。AS160 未被磷酸化时,Rab-GAP 将一些有助于 GLUT4 转运的 Rab 蛋白吸附在周围,从而把 GLUT4 留存在细胞内;AS160 磷酸化后 Rab-GAP 失活,与 GLUT4 储存囊泡膜结合的 Rab-GDP 转换为 Rab-GTP,解除了对 Rab 的吸附限制作用,导致 GLUT4 膜转位,使细胞膜上 GLUT4 增多,G 即可进入细胞进行代谢。

运动时肌肉收缩引起细胞内 Ca^{2+} 水平和 AMP/ATP 比值升高[15],分别激活钙/钙调素依赖性蛋白激酶（CaMKK）和丝氨酸/苏氨酸蛋白激酶 1（LKB1），导致腺苷酸活化蛋白激酶（AMPK）活化 60% 的最大摄氧量（maxinal oxygen uptate，VO_{2max}）。运动既能引起 AMPK 活化[18]，也能通过使 AS160 磷酸化，促进 GLUT4 膜转位，AMPK 的持续激活与胰岛素敏感性提高有关[18]。

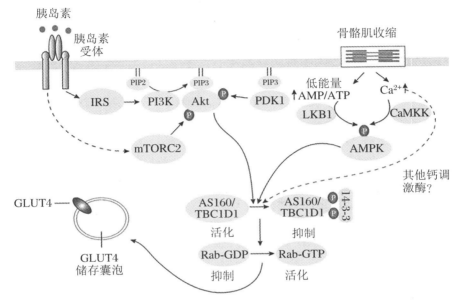

图 1-1 骨骼肌 GLUT4 膜转位的信号途径

尽管许多研究表明 AS160 磷酸化在运动引起的糖摄入中有重要作用，但运动 60 min 后人体内并未发现 AS160 磷酸化增加[19]，而且，研究表明，虽然 60 min EPS 能保持糖摄入，但 AS160 磷酸化是瞬间发生的[20]。Akt 的另一个底物 TBC1D1 在肌肉中也表达，运动也会引起 TBC1D1 磷酸化增加，进而导致糖摄入增加，但其具体机制仍不明确[21]。局部脂代谢随运动强度增加而增加，在 60% VO_{2max} 运动强度时全身脂肪酸氧化最强，随后逐渐下降[18]。

GLUT4 基因敲除小鼠血浆 G 及胰岛素水平升高[22]，肌肉组织 G 摄取量下降，出现糖尿病症状。相反，糖尿病小鼠如过量表达 GLUT4，则能提高胰岛素敏感性，降低由链霉素作用引发的高血糖症状。总之，GLUT4 上调，可以缓解糖尿病或肥胖时出现的 IR，反之亦然。所以，开发 GLUT4 上调药物是糖尿病治疗研究的重要方向。

（二）IR 细胞模型建模现状

目前，主要是通过建立动物 IR 模型和细胞 IR 模型两种方式进行 IR 机制的研究。相比细胞模型，动物模型实验周期长，实验繁琐，需要耗费大量的人力、物力、财力。因此，近年来越来越多的研究者应用 IR 的细胞模型，来研究营养物质、药物、运动及其他干预方式对 IR 的影响，并对其分子机制进行深入探究。其所建立的细胞模型具有实验操作更为便捷、节约、快速、易于培养及重复性高等优点。IR 细胞模型的建立对深入研究糖尿病及其相关并发症发生发展的病理生理机制、临床治疗以及开发糖尿病防治药物具有重要的理论意义。机体对胰岛素敏感的主要作用部位是肝脏、脂肪和骨骼肌，常见的 IR 细胞模型构建的来源多是这三种组织。

1. 肝脏胰岛素抵抗细胞模型建立现状

肝脏是参与维持糖类与脂肪代谢平衡的重要器官，同时也是胰岛素发挥作用的主要效应组织。HepG2 是源自人肝胚胎瘤细胞的一类代谢细胞，该细胞不仅与正常肝细胞表型十分类似，同时保存了绝大多数肝细胞的生物学和代谢特征。故 HepG2 细胞经常作为糖尿病及 IR 分子机制研究的对象。目前常采用的建立 HepG2-IR 模型的诱导方式主要有高胰岛素[23-25]、高胰岛素高糖[26,27]、高糖[28,29]、高糖和高脂[30,31]、软脂酸[32]、地塞米松[33]、衣霉素[34]等。

2. 脂肪胰岛素抵抗细胞模型建立现状

脂肪组织是体内重要的内分泌器官，是胰岛素作用的靶组织，在 IR 发生和发展的过程中发挥着重要的作用。考虑到脂肪是率先发生 IR 的部位，且 IR 发生最主要的因素是糖脂代谢紊乱，所以当前研究使用的脂肪细胞模型多来自于小鼠的脂肪纤维细胞分化而来的 3T3-L1 脂肪细胞，该细胞被普遍地应用在细胞糖、脂代谢相关的研究中。目前常采用的建立 3T3-L1-IR 模型的诱导方式主要有高胰岛素[35,36]、高糖和/或高胰岛素[37,38]、高糖和高脂[39]、软脂酸[40,41]、地塞米松[42]、地塞米松和胰岛素联合诱导[43]、肿瘤坏死因子 α(tumor necrosis factor α,TNF-α)[44]等。

3. 骨骼肌胰岛素抵抗细胞模型建立现状

骨骼肌在维持机体葡萄糖水平过程中发挥着重要的作用，负责胰岛素刺激下 80% 的葡萄糖处置[3]，是胰岛素的重要靶器官，也是发生 IR 的主要部位，当骨骼肌对胰岛素的敏感性下降时，会致使体内葡萄糖的代谢失调，引起血糖升高。因此，研究骨骼肌 IR 的机制和建立药物筛选的模型对于阐明糖尿病、代谢综合征及 IR 等相关疾病的发病机制以及积极的预防和治疗具有重要的意义。糖尿病及 IR 分子机制研究常用的骨骼肌体外研究对象主要有 C2C12 细胞、C2C12 肌管、L6 细胞、小鼠原代骨骼肌细胞 PSMC、人骨骼肌成肌细胞（HSKMM）等。目前常采用的建立骨骼肌-IR 模型的诱导方式主要有高脂[45-49]、高胰岛素和/或高糖[47,50,51]、地塞米松[52]、碳酸镧[53]等。

目前很多学者提出骨骼肌引发 IR 的重要原因是游离脂肪酸的蓄积[54]，因此利用棕榈酸诱导骨骼肌细胞 IR 是常见的一种造模方法。穆颖等[47]提出，高脂或高胰岛素条件下都可以诱导出原代骨骼肌细胞 IR 模型，但棕榈酸诱导组的抗性模型出现时间点（1 mmol/L 棕榈酸，6 h；0.6 mmol/L 棕榈酸，12 h）早于高胰岛素组

（5×10^{-7} mol/L,24 h），为研究 IR 分子机制,药物筛选确定了一种原代培养骨骼肌细胞抗性模型。实验研究发现,0.4 mmol/L 的棕榈酸在作用 12 h、24 h、36 h 以及 0.6~0.8 mmol/L 棕榈酸作用 8~36 h 后,L6 细胞培养上清液中葡萄糖含量,与对照组相比显著升高,说明 IR 模型建立成功[45]。0.25 mmol/L 棕榈酸培养 C2C12 成肌细胞 16 h 能获得稳定的 C2C12 IR 细胞模型[46]。研究者采用 0.5 mmol/L PA 孵育 C2C12 细胞 24 h,葡萄糖摄取量下降,甘油三酯浓度显著升高,确定建立 C2C12 细胞的 IR 模型,且没有其他验证指标[48]。0.75 mmol/L PA 处理分化成肌管的 C2C12 细胞 16 h 后,油红 O 染色可见 C2C12 肌管细胞内有大量脂质沉积,甘油三酯含量明显增加,p-AMPK 和 PGC-1α 蛋白表达水平明显降低[49]。

　　然而,文献中多数仅是以培养上清液中葡萄糖剩余量显著升高来评定 IR 模型建立,或者有些研究者还用棕榈酸孵育后骨骼肌细胞或肌管中甘油三酯含量来佐证,但都没有对所建立模型的稳定性、实用性及所建模型 IR 所处的阶段进行其他指标的检验。因此,需要对所构建的 IR 的细胞模型进行相关的参数矫正,增加其与病理情况的相关性,优化构建稳定的体外 IR 细胞模型,进而为直观快捷探讨 IR 的发病机制及相关药物的筛选提供更好的理论研究基础。

（三）高脂诱导 IR

　　FFA 增加在 IR 的病理生理过程中有主要作用[2],在脂质灌注或高脂膳食的人和动物模型[55]以及 FFA 处理的分离的骨骼肌细胞模型[56-58]中都表现出胰岛素反应能力的损坏。研究表明,虽然脂肪酸氧化能力下降引起细胞脂质积累,从而导致胰岛素信号损坏,然而其胞内机制尚不明确且有争议[59]。比如有的研究者认为脂肪酸不完全氧化促进 IR 的发生仅次于 FFA β 氧化造成的三羧酸循环负担[60],认为线粒体功能损伤在 FFA 引起的 IR 病理过程中有非常重要的作用。相反,另一些研究者认为,高脂膳食引起的高脂大鼠和糖尿病肥胖鼠及 T2DM 患者对线粒体功能无影响或仅引起线粒体功能增强[61]。

1. 脂质引起 IR 的机制研究的相关理论

　　骨骼肌脂毒性可能是高脂导致 IR 和 T2DM 的中心环节,骨骼肌内脂肪含量常被认为是 IR 的强度指标。脂酰 CoA 是脂肪酸代谢的活性形式,升高的脂酰 CoA 抑制线粒体腺嘌呤核苷酸转移体,使线粒体内二磷酸腺苷酸（ADP）下降。经电子传递链生成的三磷酸腺苷（ATP）因缺乏 ADP 作为底物而减少,自由基生成增多;血浆 FAF 升高时,不饱和脂肪酸可在不饱和键上不断产生快速的过氧化作用。脂质过氧化的最终产物之一是丙二醛（malondialdehyde,MDA）,常作为脂质过氧化（即自由基产生）的指标。Maritim A C 等[62]研究证明肥胖及糖耐量降低患者,血浆 MDA 浓度与其胰岛素敏感性呈负相关关系。

　　目前有关脂质可以降低胰岛素敏感性和骨骼肌 G 摄入的机制研究主要有以

下几个理论：首先由 Randle 等提出的葡萄糖-脂肪酸循环理论[63]，不饱和脂肪酸引起糖代谢相关酶(琥珀酸脱氢酶)活性下降，从而引起糖代谢下降；其次，脂质也可通过 PP2A 活化和丝氨酸/苏氨酸磷酸化引起骨骼肌细胞 PKB/Akt 活性下降[64]，但对 PKB 的底物 GSK3 活性无影响[65]。再者，脂质也可通过激活 PKC 同工酶来影响胰岛素信号从而降低胰岛素敏感性[64]。高脂还可以引起胰岛素去敏的细胞因子，如 TNF-α，大量产生可以引起 IR[66]。

2. 高脂引起的 IR 与线粒体功能损伤有关

早期的研究认为 IR 由胰岛素信号的缺陷造成，包括胰岛素受体底物-1(insulin receptor substrate 1, IRS-1)[67]，后来逐渐认识到 IRS-1 信号缺陷不是产生 IR 的始作俑者，而是其他因素改变的结果[68]，包括炎性反应(激酶复合体 IKK-β 活化)[69]，内质网应激[70]和线粒体功能异常[71]。这些异常导致 IRS-1 酪氨酸磷酸化下降，并引起之后的胰岛素信号传导受阻[68]。

实际上，线粒体功能损伤在 IR 发展过程中发挥重要作用[7]。在肥胖病人和 T2DM 患者骨骼肌中表现出氧化能力受损及氧化磷酸化能力电子传递链和三羧酸循环活性下降[9]。这些病人骨骼肌线粒体密度也下降[71]。健康的人或动物给予脂质灌注或高脂膳食会导致线粒体功能的极大改变，如线粒体呼吸和氧化磷酸化能力下降[72]，在分离的骨骼肌细胞中也会发现同样的结果。总之，这些结果表明 FFA 能直接引起 IR 情况下骨骼肌线粒体功能受损。饱和脂肪酸(PA 和硬脂酸)可以引起 C2C12 肌管胰岛素诱导的糖原合成、糖氧化和乳酸盐生成下降，基础糖氧化也下降，同时还引起线粒体功能损伤(表现为线粒体超极化和 ATP 生成均下降)。FFA 也引起胰岛素诱导的 Akt 活性下降，表明 FFA 引起的线粒体功能损伤与胰岛素诱导的糖代谢损伤有关[7]。

3. 线粒体氧化应激可能是高脂引起 IR 的原因

氧化应激学说最初是 2004 年 6 月由第 64 届 ADA Banting 奖获得者 Brownlee 教授提出，他认为高血糖诱导产生的氧化应激是糖尿病并发症发生的共同病理生理通路。氧化应激是指由于氧自由基过量生成或细胞内抗氧化防御系统受损，导致氧自由基及其相关代谢产物过量聚集，从而对细胞产生多种毒性作用的病理状态[73]。氧化应激包括外源性和内源性，是细胞损伤的主要原因。ROS 包括活性氧自由基及在细胞内外环境中能产生自由基的各种物质，如超氧阴离子自由基($\cdot O_2^-$)、羟自由基($\cdot OH$)和过氧化氢(H_2O_2)等。ROS 是代谢活动的副产物，能快速与胞内成分反应，导致膜脂质、蛋白质和 DNA 的损伤。

氧化应激与 IR 之间的关系早被确认，然而，最初对于这一现象的解释认为氧化应激是高糖引起的 IR 的结果[74]，更进一步的研究揭示了氧化应激是引起 IR 的原因[8]。最近，在引起 IR 的氧化应激学说中更准确的是认为与线粒体 ROS 生成增加有关[75]。PA 处理培养的骨骼肌细胞引起 ROS 生成增加，损坏 FFA 氧化，PGC-1 表达下降。PGC-1 是能诱导氧化酶表达和线粒体生物合成的蛋白质。

Yuzefovych L[18]研究表明 PA 浓度≥ 0.5 mmol/L 时，PGC-1α 蛋白水平和活性均下降，线粒体转录因子（mitochondrial transcription factor，TFAM）表达也下降，加入 ROS 清除剂 N-乙酰半胱氨酸（N-acetylcystein，NAC）后，PGC-1α 和 TFAM 活性均增加，说明线粒体活性氧（mitochondrial ROS，MtROS）生成是引起 PA 诱导的线粒体功能异常和 IR 的首要步骤。由于老年人 IR 和 T2DM 早期都存在不同程度的线粒体功能下降，在缺乏线粒体的细胞中不会有胰岛素反应，表明胰岛素在引起 GLUT4 变化之前，先要引起线粒体功能的变化，Hoehn K L[76]的研究表明线粒体超氧阴离子生成是 IR 的上游事件，IR 或许是抗氧化防御机制的一部分，从而保护细胞免受进一步的氧化损伤，是细胞对外来氧化应激的一种保护性反应，从而使细胞试图恢复到原来的氧化状态。因此，线粒体氧化应激被认为是比线粒体功能更可靠的表征 IR 的指标[76]。

Hoehn[77]研究发现，许多 IR 诱导因子（如 TNF-α、氧化应激原和地塞米松）处理后的胰岛素敏感细胞，虽然没有总是破坏胰岛素信号传导通路，却仍产生了 IR。而且，高脂膳食喂养小鼠虽最终导致 IR，却没有导致胰岛素信号改变[77]。最近一项研究证实：线粒体来源的氧化应激与胰岛素作用障碍密切相关，然而，传统界定的胰岛素信号传导却没有改变[78]，而且，高脂饮食导致的 IR，在其起始阶段，氧化应激发生在脂肪组织[79]。因此，过量的营养摄入导致线粒体 ROS 生成过多引起的氧化应激可能是引起 IR 的最初异常阶段[75]，而且，抗氧化物能够减轻 IR[8]。这些研究结果表明，氧化应激是 IR 形成过程中的始发因素。或者可以这样理解：IR 实际上是机体阻断能量过量供应的一个适应性反应，在能量过量供应过程中，线粒体是一个主要的能量产生部位，它通过产生 ROS 引起负反馈调节来阻止胰岛素的效应，从而产生了 IR。

尽管我们没有完全弄清楚氧化应激引起 IR 的机制，但现有的科研结果证明了几条可能的氧化应激干涉胰岛素反应的信号通路：① 氧化应激可能通过改变胰岛素信号分子的氧化还原状态，从而损坏胰岛素信号分子[80]。② 氧化应激能与炎性反应、ER 应激和线粒体功能损害相互作用，从而引起 IR，过度营养会增加线粒体氧化剂的产生和氧化应激[75]，氧化应激能够激活炎性反应信号[81]。ER 是压力敏感细胞器，在氧化应激条件下，ER 也能通过未折叠蛋白反应增加氧化剂产生，在这过程中产生 ROS，导致氧还敏感的激酶活化（如 NF-κB），可以引起炎性反应[82]。NF-κB 调节产生的细胞因子反过来通过许多途径负性调节 ER 功能，包括增加 TNF-α 负性调节 ER 功能[83]。ER 应激反应的一个根本结果是诱导蛋白合成，并最终影响线粒体生物合成和功能[84]。而且，氧化应激会引起线粒体 DNA 的损伤，并进一步损害其功能[85]。因此，氧化应激与许多损害胰岛素作用的病理因子有关。

总之，上述结果都表明高 FFA 能直接引起 IR 情况下骨骼肌线粒体功能受损。在高糖和 FFA 引起的组织及细胞损伤作用中，最先出现的是氧化应激，紧接着才是其他信号途径的激活。

（四）运动改善 IR 的机制

糖尿病人 IR 状态会引起线粒体含量和/或氧化能力下降、底物利用不足和代谢的不灵活等，从而引起骨骼肌运动能力下降[86]。运动则会增强胰岛素敏感性、降低内脏周围脂肪含量、增强线粒体功能和/或含量及调节炎性和氧化应激水平[86]，从而能够预防糖尿病的发生及发展，因而，IR 与运动能力之间存在双向的相互影响的过程，即 IR 发生会影响运动能力，缺乏运动会产生或加剧 IR。

1. 运动通过影响胰岛素通路相关因子的表达改善 IR

骨骼肌 IR 是代谢综合征的早期因素，在 IR 个体中，肌肉 IR 先于肝脏 IR[5]，运动具有"胰岛素样"活性[6]，以往研究表明，运动能通过增加骨骼肌胰岛素刺激的糖转运活性，使骨骼肌胰岛素刺激的糖原合成正常化，提高胰岛素敏感性[5,87]。运动能增加超重的非糖尿病患者和糖尿病人的 GLUT4 葡萄糖转运子的表达水平，还能增加其 Akt 蛋白表达[88]。同时，运动还可以影响骨骼肌对 IRS-1 基因的转录调控和 PI3K 的转录后表达的调控[89]。杨风英[90]采用 5 天/周、1 小时/天、75% VO_{2max} 强度的有氧跑台运动，发现此有氧运动能明显降低高脂膳食诱导的小鼠空腹血清胰岛素水平，抑制 IRS1-Ser307 和 IRS1-Ser636/639 的磷酸化活性，提高其 G 耐受能力，从而增强胰岛素信号通路敏感性，但对 IRS1 基因和蛋白表达无显著影响。6 周跑台运动，60 min/天、75% VO_{2max} 的有氧运动能增加质膜脂质水平并逆转由高糖饮食引起的糖不耐受性（即 IR）[91]。运动还能促进 AS160 磷酸化，人急性运动后诱导的 AS160/TBC1D4 磷酸化增加[92]，AS160 磷酸化升高可以持续到大鼠运动后 27 h[93]。另有研究发现，当分离大鼠骨骼肌进行离体收缩[94]或对大鼠施以跑台运动刺激时[15]，其骨骼肌细胞 Akt-AS160-GLUT4 信号传导活性均显著增加。但是，也有研究发现无论是进行耐力性运动[95]还是抗阻训练[96]后均未观察到 Akt 蛋白表达增加或 Akt 磷酸化活性的增强，而人运动后 24 h 胰岛素刺激的 AS160/TBC1D4 活性比不运动者升高[96]。Hawley[97]等的研究发现当对肥胖或 IR 患者进行多次运动训练后其骨骼肌细胞对胰岛素信号的敏感性持续增加，从而增强了骨骼肌细胞对 G 的摄取和利用。同时长期的有氧运动还可以改变其他与细胞代谢相关蛋白如 AMPK、AS160 的活性，从而提高细胞对胰岛素信号的敏感性[98]。

2. 运动通过增强线粒体功能来改善 IR

运动还可以通过改善线粒体功能来提高胰岛素敏感性，从而增强机体的糖代谢水平。Dubé J J[99]研究发现无论是超重、肥胖，还是 IR 的老年人，16 周的中等强度运动都可引起骨骼肌氧化能力的标志物——线粒体氧化酶活性增加，线粒体电子传递链活性增强，氧化型肌纤维比例增加，胰岛素敏感性增强。一次抗阻练习（resistance exercise，RE）能提高全身的胰岛素敏感性[100]和血糖控制[101]，其效应在 RE 后 12～24 h 最佳,糖尿病人引起糖原耗竭的一次运动,能增加运动后机体 12～16 h 的糖处理能力,且能持续 2 天左右,因为糖的无氧酵解能力增加[102],而持续运动一周则能增加胰岛素介导的糖代谢和糖耐量。

3．运动类型和运动量对胰岛素敏感性的影响

糖尿病人由于肥胖和身体不适使得低强度运动与高强度运动相比更加实用,实际上,中等强度与高强度运动同样具有提高胰岛素敏感性的作用[103]。O'Donovan[103]认为对于没有运动习惯的人,从能量消耗的角度来讲,24 周 60% VO_{2max} 运动与 80% VO_{2max} 运动对胰岛素敏感性提升作用一样。Burnstein[104] 报道 T2DM 患者 60 min 步行后 1 h 内胰岛素敏感性增加。另外,其他研究也表明每天步行运动能增加 T2DM 患者糖的廓清率[105],如果增加低强度运动则能增加胰岛素敏感性[106]。这些研究表明,低强度有氧运动能提高代谢水平,而且对 T2DM 患者来说是一种安全有效的运动方式。然而对于有严重 IR 的糖尿病人则需用中等强度运动 1 h 才能获得同样好的效果。虽然目前很少有关于运动持续时间对 T2DM 患者胰岛素敏感性效应的研究,然而 Houmard[107] 在排除运动强度和运动量的影响下,用安静、肥胖受试者研究发现 170 min/周运动比 115 min/周运动对提高胰岛素敏感性更有效。

二、文献综述二:Nrf2 在氧化应激引起的 IR 中的作用及运动对 Nrf2 系统的影响

氧化应激产生的 ROS 直接或间接地损伤细胞内蛋白质、脂质、核酸等大分子物质的生理功能,是众多疾病发生的病理生理基础。Nrf2/ARE 通路激活后能够启动下游多种保护性基因的表达,发挥抗氧化应激的细胞保护作用,是迄今为止发现的最为重要的内源性抗氧化应激通路,同时,氧化应激也是引起 IR 产生的重要原因[8]。近期研究发现,引起 IR 的氧化应激与线粒体 ROS 的生成增加有关[75],MtROS 生成是引起 PA 诱导的线粒体功能异常和 IR 的首要步骤[18]。近几年来,Nrf2 作为主要参与胞内抗氧化应激产生机制的分子引起了极大关注。然而,其在代谢性疾病的功能改变中的作用最近才被关注,并需要更深一步的研究。在许多病理状态中都证实了 Nrf2 的功能损害,如衰老、神经退行性疾病和 IR,其机制都与氧化应激相关,而 Nrf2 的活化改变了这些疾病的功能异常[108],因此,认为 Nrf2 系统的功能异常与这些疾病的病理发展有关。由于氧化应激和 IR 存在因果关系[108],因此有理由相信 Nrf2 活化是一个潜在的治疗糖尿病的药物靶点[109]。

外周组织,尤其是骨骼肌组织的脂质异位沉积在 T2DM 中 IR 的形成和发展中有重要作用,而迄今为止对 Nrf2 与骨骼肌相关的研究较少,更是缺乏 Nrf2 与骨骼肌 IR 或是骨骼肌糖摄入之间的相关研究。现有的研究仅局限于 Nrf2 系统在氧

化应激引起的衰老、肌肉衰减症（sarcopenia）和麦卡德尔肌病（MD）的病因相关研究中的作用。另外，运动可以提高胰岛素敏感性，耐力运动也可以提高机体内源性抗氧化酶的活化，增强线粒体的功能，提高机体的抗氧化能力。但运动是否会激活骨骼肌 Nrf2-抗氧化酶链系统，是否对处于 IR 状态的骨骼肌细胞发挥作用，还需要更多的实验研究进一步验证。

（一）Nrf2/ARE 通路概述

细胞内蛋白质、脂质、核酸等大分子物质容易受 ROS 的攻击而伤害细胞的生理功能。机体形成了一套复杂的氧化应激应答系统来应对自由基和有毒物质的损害：当机体暴露于亲电子试剂或 ROS 刺激时，其自身能诱导出一系列的保护性蛋白，以缓解细胞所受的损害[110]。这一协调反应是由保护性蛋白 DNA 上游调节区的 ARE 来调控的。而近年来的研究发现，Nrf2 通过与 ARE 相互作用调节编码抗氧化蛋白，是迄今为止发现的最为重要的内源性抗氧化应激通路[111]。

1. Nrf2/ARE 通路

ARE 是保护性基因上游调节区的抗氧化反应元件，是一个特异的 DNA-启动子结合序列，位于超氧化物歧化酶（SOD）、谷胱甘肽 S-转移酶（GST）等保护性基因 5′端的启动序列（5-GAGTCACAGTGAGTCGGCAAAATT-3），这一序列能被多种氧化性和亲电性化合物激活，从而启动Ⅱ相解毒酶和抗氧化酶基因的表达，保护细胞组织的正常功能[112]。Nrf2 是这一序列的激活因子，活化的 Nrf2 从 Keap1（kelch 样环氧氯丙烷相关蛋白-1）解离后进入细胞核，在核内与 Maf 蛋白结合成异二聚体后与 ARE 序列结合，进而启动受 ARE 调控的基因的转录。这一表达路径被称为 Nrf2/ARE 通路[113]。

Nrf2/ARE 通路激活后能够启动下游多种保护性基因的表达。这些保护性基因包括抗氧化蛋白类基因、Ⅱ相解毒酶基因、分子伴侣类基因和抗炎因子类基因等。它们在增强组织抗氧化能力、保护组织免受毒物损伤、抗肿瘤、抗炎症、抗凋亡中起着重要的作用[114]。其中，作为 Nrf2 信号路径的主要调节蛋白，抗氧化酶类通过催化自由基转化为无毒物质和增加其水溶性来利于自由基排除而发挥作用，是维持机体氧化还原平衡的重要因素[115]。Nrf2/ARE 通路转录调节的重要抗氧化蛋白酶主要有：过氧化氢酶（CAT）、超氧化物歧化酶（SOD）、谷胱甘肽-S-转移酶（GST）、醌氧化还原酶（NQO1）、γ-谷氨酸合成酶（γ-GCS）以及血红素加氧酶（HO）的表达[116]，激活的 Nrf2/ARE 信号通路可以抑制由泛素介导的 Nrf2 蛋白降解，稳定 Nrf2 蛋白在细胞质的浓度，增强 Nrf2 蛋白的转录活性[117,118]。这说明 Nrf2 的激活可以形成一种正反馈调节机制，进一步加强其调节保护性基因的转录活性。

除了调节一系列抗氧化酶，Nrf2 也调节与抗氧化活性无关的一些基因的表达。Nrf2 通过核呼吸因子 1（NRF1）启动子端的 ARE 参与调节线粒体生物合成[119]。当氧化产物激活 Nrf2,随后引起 NRF1 激活,从而上调线粒体生物信号和线粒体 DNA 的合成。Nrf2 可以直接与细胞周期调节因子 p21 和 p53 相互作用,从而调节细胞增殖和细胞凋亡[120]。此外,Nrf2 还可以清除氧化作用形成的受损蛋白和细胞器[121]。Nrf2 这些不同于经典抗氧化的新功能进一步凸显 Nrf2 通过细胞氧化作用的反应来维持体内平衡的重要性。

2. Nrf2 在不同组织中的研究进展

现有 Nrf2 相关的研究主要在以下几个方面:① Nrf2 活化保护胰脏 β-细胞免于受损[122],从而阻止糖尿病的发生;② Nrf2 活化降低氧化应激阻止高糖引起的内皮功能异常、血管并发症和心肌损害[123-125]及病毒性心肌炎[126]、缺血再灌注心肌损伤[23],并在主动脉弓缩窄术诱导的小鼠心室重构中发挥调节作用[128];③ Nrf2 系统在糖尿病心肌病[129]、糖尿病肾病[130]和神经性病变[131-132]方面起保护作用;④ 对脊髓损伤(SCI)[133-134]、海马损伤[135]、缺血后神经元氧化应激损伤[136]、选择性运动神经元损伤[137]起保护作用;⑤ 在酒精性肝纤维化[138]、肢体爆炸伤引起的肺损伤[139]和慢性阻塞性肺疾病[140]、白癜风中黑素细胞的损伤[141]、溴氰菊酯神经毒性[142]以及抗肿瘤[143]等方面起作用。用 Keap1 和 Nrf2 基因敲除小鼠研究表明,Nrf2-Keap1 在体内起到"多器官保护者"的作用[144]。Nrf2 敲除大鼠表现出 Ⅱ 相抗氧化酶表达下降,毒性损害作用加剧,氧化应激引起的细胞死亡增加[145]。相反,Nrf2 过表达(在体和离体状态)情况下能够阻止氧化应激引起的神经退行性病变、慢性炎症、癌症等[146]。

骨骼肌中 Nrf2-Keap1 氧还信号通路相关研究很少。Safdar A[147]研究表明 Nrf2 和 Keap1 类似物在人骨骼肌和鼠 C2C12 细胞中稳定表达,认为随着年龄增加抗氧化反应能力的下降至少部分归因于 Nrf2-Keap1 氧还信号的障碍。由于活跃的生活方式是决定细胞氧还状态的重要因素,所以活化 Nrf2-Keap1 氧还信号可能是降低由于不运动而导致的氧化应激致使骨骼肌损伤的一个有效的治疗途径。在体和离体研究表明有许多参与胞内 ROS 敏感性、Nrf2 核转位和稳定、Ⅱ 相抗氧化酶活化的上游调节信号转导途径,包括 PI3K/Akt,P38MAPK,P44/42MAPK 等通路[148-149]。Miller C J[150]利用 Nrf2 基因敲除方法研究老年鼠骨骼肌 ROS 生成及 Nrf2 下游抗氧化酶基因表达,发现老年鼠 ROS 生成增加,Nrf2/ARE 信号调节功能丧失,与 Nrf2-/-组相似,老年鼠 Nrf2 下游 ARE 调控元件调控的抗氧化酶表达下调,且促进老年鼠凋亡通路的活化,而 Nrf2 缺失对正常生理状况或无氧化应激状态的骨骼肌没有坏的作用。Whitman S A[151]研究表明 Nrf2 在链脲佐菌素(streptozotoin,STZ)引起的糖尿病肌分化中发挥作用。Kitaoka Y[152]研究氧化应激和 Nrf2 介导的抗氧化反应级联在麦卡德尔肌病(MD)中的作用,发现 MD 病人的骨骼肌蛋白羰基化和 4-羟基壬烯酸(4-HNE)含量比健康者高,Nrf2 及 Nrf2/ARE 结合、ARE 下游的抗氧化酶等也比健康者高。研究表明 MD 病人呈现高水平的氧化应激,骨骼肌 Nrf2 通过介导抗氧化反应级联反应的上调来应对氧化应激。

现有的有关研究 Nrf2 在糖摄取中的作用的文献仅有 3 篇[153-155],Nrf2 与骨骼肌相关的研究目前仅发现上述 4 篇,而且研究不系统,没有相关 Nrf2 与骨骼肌 IR 之间的研究。

3. Nrf2 诱导产生的内源性抗氧化酶的优势

抗氧化剂广义上定义为能够降低氧化应激的一系列物质。抗氧化防御系统通过催化 ROS 的淬灭和直接清除 ROS 来保护机体组织。一个大型网络的内源性抗氧化酶包括 SOD、过氧化氢酶、过氧化物酶及还原酶[156],虽然通常需要电子供体,但抗氧化酶清除 ROS 不需要再合成。相比之下,维生素 C、维生素 E 和 β-胡萝卜素是膳食抗氧化剂,具有还原活性的非酶类物质,且半衰期较短。外源性抗氧化剂在它们发挥抗氧化作用的过程中被消耗,因此,必须通过与另一个氧化剂反应才能还原到它们最初的活性形式。此外,一些外源性抗氧化剂有潜在的促氧化效应,表明它们在清除氧化应激标志物时比内源性抗氧化剂效率低[157]。因此,我们可以通过上调内源性抗氧化剂的表达给机体细胞提供更好的保护,因为酶来源的抗氧化剂可以更加高效的清除 ROS[158]。Nrf2 是最近出现的重要的胞内抗氧化防御系统的调节因子[159],在促进还原平衡中是很有前景的治疗靶点。

(二) Nrf2 系统在氧化应激引起的 IR 中的保护作用

1. 线粒体氧化应激可以引起 Nrf2 系统激活

线粒体对氧化应激非常敏感,衰老、IR、T2DM 和心血管疾病都与线粒体功能异常有关。Nrf2/ARE 信号通路作为细胞内重要的抗氧化应激防御机制,能够对线粒体起到保护作用。He X[153]用高糖引起心肌氧化损伤的研究发现心肌通过 Nrf2 发挥抗氧化损伤作用,其中 Nrf2 作用的重要靶点是线粒体呼吸。用线粒体呼吸链复合酶 Ⅱ 的抑制剂(3-nitropropionic acid,3-NP)来抑制线粒体呼吸导致心肌 ROS 生成增加,且 3-NP 处理使 Nrf2 基因敲除组 ROS 生成更多,并引起细胞凋亡。由此,认为 Nrf2 在控制糖尿病心肌病线粒体 ROS 稳态中起到重要作用。尽管在小鼠野生型和 Nrf2-/-型胚胎纤维母细胞中 ROS 和谷胱甘肽(glutathione,GSH)水平相似,用线粒体 ROS 刺激剂能显著降低 Nrf2-/-组细胞活性和 GSH 水平[160]。相反,过表达 Nrf2 能保护星形胶质细胞免受 3-NP 的毒性作用,表明 Nrf2 在抵抗线粒体氧化应激中有重要作用[161]。Nrf2 介导的保护作用能引起 GSH 水平增加[162],因为 GSH 消耗能够引起细胞线粒体膜电位(mitochonarial membrane potential,MMP)去极化从而增加 ROS 生成,这与 IR 和 T2DM 都有关系。GSH 和 GPx 是哺乳动物细胞中重要的抗氧化物质,它们在保护细胞免受自由基和氧化损伤以及维护细胞内必要的还原态方面起着重要的作用,其含量和活力的变化也是评价机体抗氧化水平和健康水平的重要指标[163]。线粒体电子传递链复合物 Ⅰ 和 Ⅲ 能产生 O_2^-,FET 和 RET 是已知的两种主要形式的电子传递,RET 电子传递通路主要是电子流从复合物Ⅱ传给复合物Ⅰ,而不是复合物Ⅲ,是在线粒体氧化高浓度的琥珀酸时产生的,FET则是生理状况时的电子传递模式。NADPH/NADP+带有极高的还原势能,是GSH(GSSG)和Trx在GPx和Prx作用下清除H_2O_2的主要电子供体,ETC产生的ROS经此途径被还原成H_2O和O_2(见图1-2)。

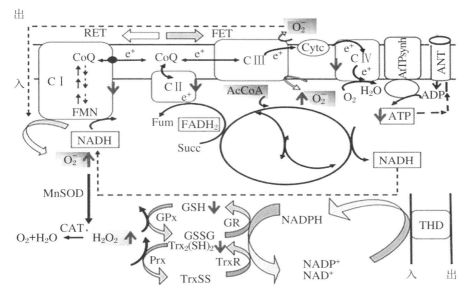

图 1-2　线粒体内的主要能量和还原途径

C Ⅰ-Ⅳ:线粒体呼吸链复合物Ⅰ-Ⅳ;AcCoA:乙酰辅酶A;CAT:过氧化氢酶;CoQ:辅酶Q;
Cytc:细胞色素C;FMN:黄素单核苷酸;Fum:延胡索酸;GR:谷胱甘肽还原酶;THD:转氢酶。

糖尿病人线粒体GSH水平下降,而且线粒体在胞浆GSH消耗后不能恢复。糖尿病人心肌细胞线粒体抗氧化系统功能弱,线粒体功能损伤引起线粒体经过氧化应激后氧化平衡延迟恢复,使得这些细胞在氧化攻击后更容易凋亡。这些研究可以证明为什么老年人因其Nrf2活性和内源性抗氧化功能下降更容易得2型糖尿病和心血管疾病。HO-1上调是线粒体在氧化应激时发挥的保护作用,在鼠肝脏线粒体中发现HO-1,能催化亚铁血红素降解[164]。Nrf2信号在保持线粒体稳态和在线粒体生成的ROS的细胞保护中发挥重要作用。

许多研究表明线粒体ROS活化其下游保护性机制包括Nrf2/ARE信号途径[161](见图1-3),因此,线粒体和Nrf2之间的相互作用需要进一步研究。最近研究表明Nrf2-Keap1或许在线粒体定位蛋白PGAM5的作用下存在于线粒体外膜上,从而直接感受线粒体ROS的释放[165]。在人肝脏细胞,糖消耗引起ROS生成,导致HO-1表达增加;清除线粒体ROS能够取消代谢应激引起的HO-1表达。亲电脂质(如HNE)是Nrf2/ARE通路的诱导者[166],用这些脂质过氧化产物处理小牛动脉内皮细胞引起ROS生成显著增加,由于线粒体储存这些物质,引起MMP

去极化，因而线粒体可能是其中最重要的 ROS 来源[167]。

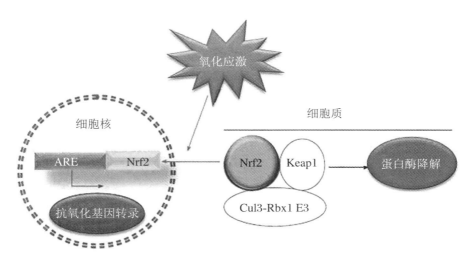

图 1-3　氧化应激激活抗氧化基因 Nrf2 表达

2. Nrf2 适当活化有利于提高胰岛素敏感性

Nrf2 系统和胰岛素作用之间的关系是新的研究领域。一方面，胰岛素和它的效应因子 Akt/PKB 可以调节 Nrf2 的功能。在秀丽隐杆线虫病研究中发现，Nrf2 可以直接被 Akt 磷酸化，阻止其核转位[168]。肌肉氧化应激与衰老有关，而 Akt/胰岛素信号是引起衰老的关键信号[169]，Nrf2 的核转位抑制可能是胰岛素信号引起的衰老加速的机制之一。然而，在哺乳动物中，许多研究表明 Nrf2 的活化需要胰岛素信号[170,171]，有趣的是，在老年小鼠中发现 Nrf2 功能缺陷[135]，而衰老通常也伴随 IR 的发生。所以在哺乳动物中，是胰岛素信号受损影响了 Nrf2 的功能还是 Nrf2 的功能受损影响了胰岛素信号还需进一步实验验证。另一方面，最近在对哺乳动物研究中刚刚得到公认，Nrf2 系统具有调整胰岛素信号的作用，特别是在 IR 条件下。在高脂膳食的小鼠模型中已经证实，Nrf2 活化（使用 Nrf2 激活剂）能阻止氧化应激和减轻高脂引起的胰岛素敏感性差的现象[108]。Nrf2 激活不仅能阻止高脂饮食诱导的肥胖，而且对除了脂肪组织以外的胰岛素敏感组织（如骨骼肌组织）中的脂质积累也有下调作用。为了研究氧化应激和内源性 Nrf2 系统在高脂诱导的 IR 中的作用，Yu Z[108] 检测了质膜 GSH/GSSG 比值（表征氧还状态的指标），发现高脂饮食组，GSH/GSSG 值下降，Nrf2 组比值有所恢复（上调）。说明 Nrf2 活化能减轻脂肪细胞内氧化应激水平。因为细胞的氧还平衡对保护胰岛素敏感性非常重要，所以抗氧化剂处于生理水平能有效保持胰岛素信号，相反，氧化应激或毒性水平的 ROS 则会损害胰岛素信号。因此，Nrf2 适当活化有利于提高胰岛素敏感性。在 ST2 诱导的糖尿病鼠中，Nrf2 基因敲除大鼠 IR 加剧。尽管野生型实验糖尿病鼠 Nrf2 相关的 NQO1 表达增加，而在基因敲除大鼠中这种保护作用则没有[154]。另外,在体内,Nrf2 活化能通过抑制炎性信号途径和 ER 应激来提高胰岛素信号作用[108]。

Nrf2 作为主要的胞内抗氧化应激的机制激发了极大关注。然而,其在代谢性疾病中的功能改变最近才引起关注,并需要更进一步的研究。在许多病理状态中都证实了 Nrf2 的功能损害,比如衰老、神经退行性疾病和 IR,其机制都与氧化应激相关,而 Nrf2 活化改变了这些疾病的功能异常[108],因此,认为 Nrf2 系统的功能异常与这些疾病的病理发展有关。氧化应激和 IR 有因果关系[108],有理由相信 Nrf2 活化是一个潜在的治疗糖尿病的药物靶点[109]。为了开发 Nrf2 激活剂作为治疗 T2DM 的试剂,我们还需做一些深入的工作来挖掘 Nrf2 活化对 IR 的有效作用:① 需要进一步研究分清 Nrf2 活化与否及其活化后是如何引起胰岛素敏感性增强的,显然,这些研究能引起 Nrf2 系统作为一种新型治疗靶点的观点认同;② 已有实验证明线粒体 ROS 能够激活 Nrf2 系统[172],而什么时候能够通过激活 Nrf2 清除 ROS 来保护线粒体[173],以及这一效应是否与它在 IR 中的有利效应有关,这些都需要进一步的研究。

（三）运动的抗氧化应激保护机制

运动在导致 ROS 增加的同时,又可以通过预适应作用提高机体的抗氧化能力,加速自由基清除。实验显示用电子顺磁共振测得竭力运动后的大鼠骨骼肌和肝脏内自由基浓度明显增加,大鼠剧烈运动后,骨骼肌内的 GSH/GSSH 的值降低[174],人剧烈运动后血浆 GSH/GSSG 的值也下降[175]。运动可以引起许多组织抗氧化防御机制的上调,这可能归因于运动时的氧化应激水平的提高。规律的骨骼肌运动产生的低、中剂量的 ROS 是"毒物兴奋效应"的一部分。毒物兴奋效应的特点是低剂量兴奋,高剂量抑制,形成倒 U 型剂量反应效应[176]。比如,运动引起的 ROS 生成增加可以引起特定的适应性反应,增加抗氧化剂和氧化损伤修复酶活性,增加抵抗氧化应激的能力,降低氧化损伤。而过量 ROS 产生则通常引起有害效应。

长期中等强度耐力运动能通过降低基础氧化损伤水平来增加抗氧化应激的能力,正向调节细胞和组织氧还稳态[177]。实际上,规律运动能够引起抗氧化能力的适应,保护细胞不被氧化应激伤害,从而阻止细胞损伤的发生[178]。运动增强机体的抗氧化能力受许多因素的影响。首先,与运动种类有关,耐力训练可以提高抗氧化酶的活性,而抗阻训练可以降低老年人运动所致的脂质过氧化[179]。其次,运动引起的抗氧化能力的增强幅度与运动量有关。Oh-Ishi[180] 等发现耐力训练能够明显提高大鼠横膈肌中 Mn-SOD、CuZn-SOD、GPx、CAT 的活性和比目鱼肌（Ⅰ型）中 Mn-SOD 量和活性,而一次急性运动（平板训练）对受过耐力训练大鼠的抗氧化酶没有影响,对未受训练大鼠的抗氧化酶只有轻度增加。另外未受过耐力训练大鼠更易受到运动所致的氧化损害。Powers[181] 等通过实验证明了运动量与抗氧化酶活性的关系,高强度、长时间的运动比低强度短时间的运动更易提高骨骼肌的抗氧化能力。最后,运动对抗氧化能力的调节与组织和肌纤维类型有关。Powers[181]等发现耐力训练增强了比目鱼肌(Ⅰ型)和红腓肠肌(Ⅱa型)中的SOD和GPx的活性,而白腓肠肌(Ⅱb型)中的SOD的活性降低,GPx的活性没改变。

Nrf2系统在健康者和糖尿病者的抗氧化应激中具有重要作用。健康老人有规律的身体活动能激发内源性抗氧化潜力,降低脂质过氧化[182]。血液的剪切应力的生理水平增加人动脉内皮细胞Cu/Zn-SOD的表达[183],而耐力训练主要引起Mn-SOD表达[184]。糖尿病人Mn-SOD水平下降,低强度运动能增加Cu/Zn-SOD蛋白表达,而中等强度运动能增加Mn-SOD含量[185]。运动在糖尿病人SOD选择性表达的生理作用及其重要性还需进一步的实验佐证。糖尿病患者Nrf2活性下降,引起氧化应激增加和线粒体功能损伤,并导致组织损伤和IR[124]。Nrf2-keap1信号通路产生的HO-1(又称为热休克蛋白32)是血红素加氧酶的同工酶,能催化NADPH依赖的亚铁血红素分解成CO、Fe^{2+}和胆绿素[186]。HO-1的重要作用是在抗氧化防御系统中引起铁蛋白合成,从而减少胞内游离铁,也能增加胆绿素水平,胆绿素是潜在的抗氧化剂。HO-1被认为是对氧化应激比较敏感和可靠的标志物[187]。Niess等[188]研究表明半程马拉松跑会引起耐力训练者白细胞HO-1水平增加,另外,他们测定了对照组未训练者的胞浆HO-1水平,发现未训练者HO-1水平比运动员高。他们认为运动员有较低的HO-1基础表达值,反映了他们对规律运动的适应机制。

运动能减轻机体氧化应激水平[189-191],不论是急性运动还是长期耐力运动都可以,途径主要是:① 运动刺激内源性抗氧化酶的活化;② 运动能通过增加GLUT4转位和蛋白含量、增加胰岛素与胰岛素受体的结合及受体后信号表达来增加血糖的清除;③ 运动能通过增加脂蛋白脂酶的活性来增加血液中甘油三酯的清除[192]。运动对Nrf2表达的直接效应的研究很少[187],有研究也仅表明长期运动能激活人骨骼肌和C2C12细胞[147]以及鼠肾脏Nrf2[193,194],然而,Nrf2活化的机制及其下游抗氧化酶的转录调节并没有阐述清楚。最新研究表明运动(连续2天跑台运动,60 min/天,14 m/min,10% grade,运动后即刻处死)可以引起鼠心肌ROS增加,活化Nrf2-Keap1途径,增强机体的抗氧化能力,同时Nrf2/ARE信号受损引起GSH消耗增加[195],表明Nrf2只有在氧化应激时才被需要,安静无应激状态时Nrf2对心肌抗氧化作用微弱,运动增加Nrf2表达并上调运动相关抗氧化酶表达,急性运动可诱导Nrf2/ARE信号(见图1-4),是一种非药理学诱导物,也是机体的一种适应性反应机制。

（四）运动对Nrf2抗氧化系统的影响

运动对氧化应激机体Nrf2影响的相关研究很少,现在的研究主要采用基因敲除的方法来研究运动对衰老引起的氧化应激Nrf2/ARE信号系统的激活方面的影响,并没有运动对 IR 或 T2DM 机体抗氧化应激通路的相关研究。急性运动刺激能引起野生型小鼠心肌 Nrf2/ARE 通路的激活,而 Nrf2 基因敲除鼠(衰老鼠)则呈现氧化应激,表现为一些抗氧化基因的低表达和转录下降(见图 1-4)。因此,认为急性运动刺激生成 ROS,促进 Nrf2 功能,而对氧化应激小鼠心肌的 Nrf2 系统则具有破坏作用[195]。Narashimhan M[196] 的研究认为 Nrf2 基因缺陷能促进衰老小鼠骨骼肌细胞的凋亡,急性耐力运动应激能增加衰老的骨骼肌 Nrf2 基因敲除小鼠的抗氧化能力,表明急性运动应激激活了 Nrf2-非依赖性的抗氧化应激通路(如 PGC1α),且急性运动组 Nrf2 基因敲除小鼠的 Akt 和 p-Akt 水平显著增加,p53 则显著下降,表明骨骼肌激活了促存活的机制来弥补 Nrf2 的缺失。Jiang H K[197] 的研究表明有氧间歇训练可以提高心肌梗死患者的心肌细胞的抗氧化酶含量,使线粒体生物合成增加、Nrf2 和 p-AMPK 蛋白含量增加、PI3K 信号活化,而 PI3K 抑制剂(LY294002)处理只是部分的减弱了有氧间歇运动对 Nrf2 和 p-AMPK 蛋白含量增加的影响,表明有氧间歇运动可以有效的减轻心肌梗死引起的氧化损伤,且与抗氧化酶活化及线粒体生物合成增加有关,PI3K/Akt 信号活化在有氧间歇运动的抗氧化中发挥重要作用。Gounder S S[198] 研究了不同形式的运动对青年和衰老鼠抗氧化应激通路的影响,研究表明衰老导致心肌 ROS 增加进而导致收缩功能障碍,在衰老的心脏中可诱导的抗氧化途径 Nrf2/ARE 系统被损坏,而急性运动刺激可以活化青年鼠 Nrf2 信号,增强心肌的抗氧化功能,而老龄鼠(>23 个月)与青年鼠相比心肌呈现显著性氧化应激。高强度的耐力运动刺激极易使老龄鼠产生氧化应激,而 6 周的中等强度运动后老龄鼠的还原稳态适应性增

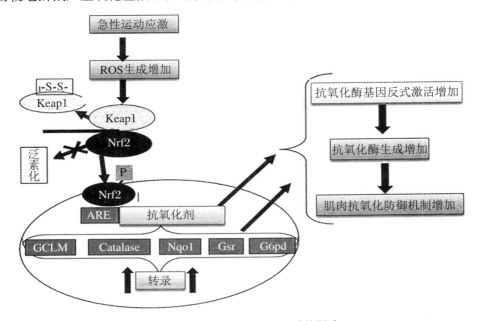

图 1-4 急性运动对 Nrf2 系统的影响

加。高强度耐力运动后，青年鼠 Nrf2 相关的抗氧化酶蛋白含量和基因表达显著增加，而老龄鼠则没有引起抗氧化酶的增加。6 周长时间的耐力运动可使老龄鼠心脏的核内 Nrf2 及下游抗氧化酶水平增加至对照水平。这些研究成果表明中等强度耐力运动可以增强老龄鼠心肌 Nrf2 功能及内源性保护机制，能对抗衰老引起的 ROS 增加，保护心肌不受氧化应激损伤。研究者[199]研究了在衰老不同时期进行中等强度运动对 Nrf2 抗氧化通路的影响，发现终身和在衰老引起的生理机能低下的早期进行中等强度运动对于通过激活 Nrf2/ARE 系统对抗机体的氧化应激最有效。

　　总之，ROS 引起的氧化应激对细胞具有双重影响，这种利弊关系主要取决于氧化应激的程度、细胞类型、暴露时间等。运动可以诱发细胞的氧化应激，适量的 ROS 是对细胞的一种预适应性刺激，ROS 通过激活氧化还原敏感性信号通路激酶，来调节氧化还原敏感性基因的表达如抗氧化酶基因，使细胞的抗氧化能力增强，抵抗更为严重的氧化应激。运动所致的机体抗氧化能力的预适应程度与运动种类、运动强度、肌纤维类型等因素有关。适宜的运动通过激活细胞信号传导系统诱导抗氧化酶基因的表达，增强机体的抗氧化能力，预防或延缓糖尿病微血管并发症的发生。经常进行运动的生活方式可能对癌症、关节炎、肥胖、Ⅱ 型糖尿病、代谢综合征等有潜在的治疗作用[200,201]，因此通过规律的运动来保持 Nrf2-Keap1 氧还信号从而对抗这些病理特征是非常有意义的。

第二节　研究思路

一、脂质积累是引起骨骼肌胰岛素抵抗的根本原因

　　2001 年美国糖尿病学会年会上 McGarry 教授提出脂代谢障碍为糖尿病及其并发症的原发病理生理改变，同时提出可将 T2DM 称作"糖脂病"，因此糖尿病的"脂毒性"理论越来越受到重视。脂毒性是指循环 FFA 浓度升高或细胞内脂质含量增高而导致糖尿病的发生，骨骼肌是其主要作用部位之一[202]。大量研究文献报道，T2DM 与运动的减少和肥胖有着非常紧密的联系。

　　IR 是指单位浓度的胰岛素细胞效应减弱，其实质为胰岛素激活的葡萄糖转运及靶细胞的糖代谢降低，在分子水平是胰岛素信号转导受损的结果。IR 是肥胖、T2DM 和代谢综合征发病的主要机制[1]，在这些情况下都可发现质膜 FFA 水平增加[2]，而且在超重和肥胖个人中发现 FFA 水平升高在高血糖症发生之前，T2DM 中糖代谢紊乱产生糖毒性的根源为脂代谢异常[203]。作为血液中含量最丰富的饱和脂肪酸，PA 对胰岛素敏感性的影响受到了广泛重视[204]。在脂质灌注或高脂膳

食的人和动物模型[55,205]以及 FFA 处理的分离骨骼肌细胞模型[1,56-58]中都表现出胰岛素反应能力的损坏。有研究表明脂肪酸氧化能力下降引起细胞脂质积累,从而导致胰岛素信号损坏,然而其胞内机制尚不明确且有争议[59]。骨骼肌是胰岛素作用下 G 摄取的主要效应组织[3]。肌组织中的氧化型纤维对胰岛素敏感,因此易受高糖损害[4],而且,与其他指标相比,肌细胞内脂质水平与 IR 有更加紧密的关系,肌细胞内脂质积累与胰岛素敏感性呈负相关[206]。同时,各种损害因素在糖尿病状态下所引起的肌无力、肌萎缩、肌肉酸痛,将使肌肉 G 处理能力严重受损。另外,糖氧化型肌纤维的代谢由有氧代谢转向糖酵解代谢,使外周胰岛素敏感性下降,这些变化将反过来严重影响机体糖代谢的控制,使病情加重。IR 综合征引起广泛的健康危害并带来极大的经济负担,所以研究高脂作用下胰岛素信号分子的作用以及 IR 发生的机制,并寻找解决 IR 的方案具有重要的临床意义。

二、线粒体氧化应激是表征胰岛素抵抗的更可靠指标

线粒体功能损伤在高脂引起的 IR 发展过程中发挥重要作用[7],骨骼肌线粒体在 IR 中即呈现 OS 状态。Hoehn K L [76]的研究表明线粒体超氧阴离子生成是 IR 的上游事件,IR 或许是抗氧化防御机制的一部分,可以保护细胞免受进一步的氧化损伤,IR 现象是细胞对外来 OS 的一种保护性反应,从而使细胞试图恢复到原来的氧化状态。因此,线粒体 OS 是比线粒体功能更可靠的表征 IR 的指标[76]。线粒体 OS 是引起 IR 的原因[8],OS 可能通过改变胰岛素信号分子的氧化还原状态,从而损坏胰岛素信号分子[80],OS 还通过与炎性反应、ER 应激和线粒体功能损害相互作用,引起 IR。

三、Nrf2/ARE 信号通路是重要的内源性抗氧化应激通路

在肥胖病人和 T2DM 患者中骨骼肌表现出氧化能力受损和氧化磷酸化电子传递链和三羧酸循环酶活性下降[9]。细胞内蛋白质、脂质、核酸等大分子物质的生理功能直接或间接地受 OS 产生的 ROS 的损伤,导致众多疾病发生。机体形成了一套复杂而精密的 OS 应答系统来应对自由基的损害,机体自身在受到自由基攻击时能诱导出一系列的保护性蛋白来应对 OS 的刺激,以缓解细胞所受的损害[110]。这一协调反应是由保护性蛋白 DNA 上游调节区的 ARE 来调控的。而近年来的研究发现,Nrf2 通过与 ARE 相互作用调节编码抗氧化蛋白,是迄今为止发现的最为重要的内源性抗 OS 通路[111]。

四、Nrf2 或许是 T2DM 运动疗法的有效靶点

Nrf2 系统和胰岛素作用之间的关系是新的研究领域,在哺乳动物中,是胰岛

素信号受损影响了 Nrf2 的功能还是 Nrf2 的功能受损影响了胰岛素信号还需进一步实验验证。众多实验结果表明 Nrf2 在保持胰岛素敏感性中有重要作用，干扰胰岛素和 Nrf2 的相互作用能引起 IR。为了对抗 OS，Nrf2 系统会通过许多途径直接或间接地与胰岛素信号相互作用，从而增加胰岛素作用的敏感性。低生理水平的 ROS 能活化氧还敏感的 Nrf2-Keap1 来保持氧还稳态，而过量的 ROS，不论是内源性还是外源性，都引起线粒体功能障碍和氧还失调，进一步导致 IR[124]。因此，研究 Nrf2 活性对 IR 是否有重要作用的意义非常重大。

　　IR 与运动能力之间相互影响：IR 的发生影响了运动能力，缺乏运动产生或加剧 IR。运动能提高胰岛素敏感性，改善糖代谢，激活机体的抗氧化途径，通过影响 Nrf2 信号通路，抵抗 OS 对机体的损伤；运动还可以降低机体脂肪含量，提高脂肪酸氧化能力；运动还能增强线粒体功能和/或含量，调节炎性和 OS 水平[86]。使用电刺激（electrical pulse stimulation）可以模拟运动作用于骨骼肌或肌管，产生运动相似效应。因此，可以用 EPS 来研究细胞代谢相关的机制。

　　有关骨骼肌 IR 发病机制的研究虽然很多，但其分子机制目前尚未完全明确，还存在争议，因此需进一步深入研究。根据目前的研究结果，减少高脂高糖饮食摄入，加强运动锻炼，是改善骨骼肌 IR 的基本措施。因此，明确运动对骨骼肌脂质积累、胰岛素抵抗、氧化损伤、抗氧化应激系统等的影响，探讨其内部联系，并深入分析其效应机制，研究肥胖引起的 T2DM 的发病机制及 IR 的运动疗法的开展和应用情况，以及对促进 IR 和相关疾病的病理机制探索及相关药物研发与筛选，对于推进糖尿病等慢性疾病的防治研究等具有重要的参考价值。

参 考 文 献

[1]　Hirabara S M，Silveira L R，Abdulkader F，et al. Time-dependent effects of fatty acids on skeletal muscle metabolism[J]. J Cell Physiol，2007，210(1)：7-15.

[2]　Duplain H，Sartori C，Dessen P，et al. Stimulation of peroxynitrite catalysis improves insulin sensitivity in high fat diet-fed mice[J]. J Physiol，2008，586(16)：4011-4016.

[3]　Ragheb R，Shanab G M，Medhat A M，et al. Free fatty acid-induced muscle insulin resistance and glucose uptake dysfunction：evidence for PKC activation and oxidative stress-activated signaling pathways[J]. Biochem Biophys Res Commun，2009，389(2)：211-216.

[4]　蒙碧辉，舒昌达.骨骼肌胰岛素抵抗的分子机制[J].国外医学内分泌学分

册,2002,22(6):778-781.

[5] Rabøl R, Petersen K F, Dufour S, et al. Reversal of muscle insulin resistance with exercise reduces postprandial hepatic de novo lipogenesis in insulin resistant individuals[J]. Proc Natl Acad Sci USA, 2011, 108 (33):13705-13709.

[6] Sigal R J, Kenny G P, Boulé N G, et al. Effects of aerobic training, resistance training, or both on glycaemic control in type 2 diabetes: a randomized trial[J]. Ann Intern Med, 2007, 147(6):357-369.

[7] Hirabara S M, Curi R, Maechler P. Saturated fatty acid-induced insulin resistance is associated with mitochondrial dysfunction in skeletal muscle cells[J]. J Cell Physiol, 2010, 222(1):187-194.

[8] Houstis N, Rosen E D, Lander E S. Reactive oxygen species have a causal role in multiple forms of insulin resistance[J]. Nature, 2006, 440(7086): 944-948.

[9] Szendroedi J, Schmid A I, Chmelik M, et al. Muscle mitochondrial ATP synthesis and glucose transport/ phosphorylation in type 2 diabetes[J]. PLoS Med, 2007, 4(5):e154.

[10] 李爱琴,陆环,徐文静,等. 氧化应激与 2 型糖尿病的研究进展[J]. 现代生物医学进展, 2010, 10(12):2371-2372.

[11] Reaven G M. Resistance to insulin-stimulated glucose uptake and hyper-insulinemia: role in non-insulin-dependent diabetes, high blood pressure, dyslipidemia and coronary heart disease[J]. Diabete Metab, 1991, 17 (1, 2):78-86.

[12] Bruce K D, Byrne C D. The metabolic syndrome: common origins of a multifactorial disorder[J]. Postgrad Med J, 2009, 85(1009):614-621.

[13] Augustin R. The protein family of glucose transport facilitators: It's not only about glucose after all[J]. IUBMB Life, 2010, 62(5):315-333.

[14] Geiger P C, Han D H, Wright D C, et al. How muscle insulin sensitivity is regulated: testing of a hypothesis[J]. Am J Physiol Endocrinol Metab, 2006, 291(6):E1258-E1263.

[15] Sakamoto K, Holman G D. Emerging role for AS160/TBC1D4 and TBC1D1 in the regulation of GLUT4 traffic[J]. Am J Physiol Endocrinol Metab, 2008, 295(1):E29-E37.

[16] Wu W L, Gan W H, Tong M L, et al. Over-expression of NYGGF4 (PID1) inhibits glucose transport in skeletal myotubes by blocking the IRS1/PI3K/AKT insulin pathway[J]. Mol Genet Metab, 2011, 102(3):

374-377.

[17] Gan X，Wang J，Su B，et al. Evidence for direct activation of mTORC2 kinase activity by phosphatidylinositol 3，4，5-trisphosphate[J]. J Biol Chem，2011，286(13):10998-11002.

[18] Yuzefovych L，Wilson G，Rachek L. Different effects of oleate vs. palmitate on mitochondrial function，apoptosis，and insulin signaling in L6 skeletal muscle cells: role of oxidative stress[J]. Am J Physiol Endocrinol Metab，2010，299(6):E1096-E1105.

[19] Treebak J T，Birk J B，Rose A J，et al. AS160 phosphorylation is associated with activation of alpha2beta2gamma1-but not alpha2beta2gamma3-AMPK trimeric complex in skeletal muscle during exercise in humans[J]. Am J Physiol Endocrinol Metab，2007，292(3):E715-722.

[20] Geraghty K M，Chen S，Harthill J E，et al. Regulation of multisite phosphorylation and 14-3-3 binding of AS160 in response to IGF-1，EGF，PMA and AICAR[J]. Biochem J，2007，407(2):231-241.

[21] Taylor E B，An D，Kramer H F，et al. Discovery of TBC1D1 as an insulin-，AICAR-，and contraction-stimulated signaling nexus in mouse skeletal muscle[J]. J Biol Chem，2008，283(15):9787-9796.

[22] Stenbit A E，Tsao T S，Li J，et al. GLUT4 heterozygous knock-out mice develop muscle insulin resistance and diabetes[J]. Nat Med，1997，3(10):1096-1101.

[23] 方飞,吴新荣,罗明俐,等. HepG2 细胞胰岛素抵抗模型的建立及在筛选桑叶有效部位中的应用[J]. 医药导报，2012，31(6):691-694.

[24] 李秀丽,贺嵩敏. HepG2 细胞胰岛素抵抗模型的建立与鉴定[J]. 中国实验方剂学杂志，2013，19(5):203-207.

[25] 章常华,邓可众,于梅,等. 葛根芩连汤含药血清对 HepG2 肝细胞胰岛素抵抗模型糖代谢的调节作用[J]. 中国实验方剂学杂志,2015,21(5):120-123.

[26] 龚莳,李芬,邹欣,等. HepG2 细胞胰岛素抵抗模型建立及盐酸小檗碱改善胰岛素抵抗的实验研究[J]. 中国药理学通报，2016，32(12):1750-1754.

[27] 刘铭瑶,王文飞,于艺雪,等. 成纤维细胞生长因子(FGF)-21 改善胰岛素抵抗肝细胞对葡萄糖的吸收和肝糖原的合成[J]. 生物化学与生物物理进展，2009，36(10):1327-1333.

[28] 金水华,吴宁. 海普诺改善 HepG2 细胞胰岛素抵抗作用研究[J]. 海洋科学，2015，39(3):26-32.

[29] 王冠梁,刘甲寒,李迪,等. 熊果酸通过 PPARα/γ 改善 HepG2 细胞胰岛素抵抗模型糖代谢的机制[J]. 中药药理与临床，2012，28(4):24-29.

[30]　柳嘉,郭孝萱,吴薇,等.高糖高脂诱导胰岛素抵抗 HepG2 细胞模型的建立及活性成分的功能评价[J].食品科技,2012,37(3):73-82.

[31]　Liu J,Guo X X,Wu W,et al.Establishment of the insulin resistance HepG2 cell model with elevated levels of glucose and free fatty acid and functional evaluation of active compounds[J].J Food Sci,2012(3):73-78.

[32]　匡霞,陆付耳.小檗碱对 HepG2 胰岛素抵抗细胞模型中 LKB1-AMPK-TORC2 信号网络的影响[J].中国中西医结合消化杂志,2015,23(7):467-471.

[33]　董璨瑾,晋玉章,石磊,等.地塞米松诱导的胰岛素抵抗 HepG2 细胞模型的建立及鉴定[J].第三军医大学学报,2012,34(7):671-673.

[34]　Lei L,Zhu Y,Gao W,et al.Alpha-lipoic acid attenuates endoplasmic reticulum stress-induced insulin resistance by improving mitochondrial function in HepG2 cells[J].Cell Singel,2016,28:1441-1450.

[35]　李秀平,蔡世昌,尹卫东,等.Neu-p11/Luzindole 在胰岛素抵抗脂肪细胞模型中对脂联素/内脏脂肪素的影响[J].生物物理学报,2013,29(6):422-432.

[36]　刘晓华,江湖,李海星,等.胰岛素诱导 3T3-L1 脂肪细胞胰岛素抵抗模型的建立[J].食品科学,2012,33(19):249-253.

[37]　李迪,王冠梁,山梦雅,等.熊果酸对 3T3-L1 脂肪细胞胰岛素抵抗模型 CAP 表达的影响[J].中西医结合学报,2012,10(8):886-893.

[38]　陈立,杨明炜,库宝庆,等.3T3-L1 脂肪细胞胰岛素抵抗模型建立的 3 种方法对葡萄糖转运时效关系的影响[J].武汉大学学报(医学版),2012,33(4):491-494.

[39]　Gao C,Zhu C,Zhao Y,et al.Mitochondrial dysfunction is induced by high levels of glucose and free fatty acids in 3T3-L1 adipocytes[J].Mol Cell Endocrinol,2010,320(1-2):25-33.

[40]　Liu K,Wang H,An Y,et al.Resveratrol modulates adipokine expression and improves insulin sensitivity in adipocytes:Relative to inhibition of inflammatory responses[J].Biochimie,2010,92(7):789-796.

[41]　滕翠琴,刘仲华,龚受基,等.六堡茶对胰岛素抵抗 3T3-L1 脂肪细胞糖脂代谢的影响[J].茶叶科学,2014,34(3):230-238.

[42]　吴乃君,金秀平,盛佳曦,等.地塞米松对 3T3-L1 脂肪细胞的影响及二甲双胍的干预作用[J].中国煤炭工业医学杂志,2013,16(12):2042-2044.

[43]　杨桂枝,高小平,晏菊芳,等.地塞米松和胰岛素诱导 3T3-L1 脂肪细胞胰岛素抵抗的分子机理[J].西南师范大学学报(自然科学版),2003,28(3):460-464.

[44] 章常华,胡宪红,张忠伟,等.肿瘤坏死因子-α诱导3T3-L1脂肪细胞胰岛素抵抗模型的建立[J].中国实验方剂学杂志,2012,18(18):171-174.

[45] 陈冬,孙宏,陈明卫,等.脂联素影响骨骼肌胰岛素抵抗模型中葡萄糖转运蛋白4表达的研究[J].安徽医药,2014,18(9):1638-1641.

[46] 赵丹丹,穆倩倩,方心,等.降糖消渴颗粒含药血清对C2C12细胞胰岛素抵抗的影响[J].中华中医药杂志,2014,29(5):1577-1579.

[47] 穆颖,季爱玲,刘寒强,等.原代培养骨骼肌细胞胰岛素抵抗模型的建立[J].现代生物医学进展,2008,8(3):433-436.

[48] 赵玉雪.代综方干预骨骼肌细胞胰岛素抵抗及其作用机制研究[D].北京:中国中医科学院,2017.

[49] 顾业芸.二氢山奈酚衍生物调控AMPK/PGC-1α通路抑制骨骼肌脂质沉积改善胰岛素抵抗的作用研究[D].重庆:第三军医大学,2017.

[50] 杨亮,迟戈,张俊,等.L6细胞胰岛素抵抗的骨骼肌细胞模型[J].中国组织工程研究与临床康复,2009,13(2):248-251.

[51] 周雪梅,田春雨,喇孝瑾,等.十子代平方水煎液对原代骨骼肌细胞胰岛素抵抗模型的影响[J].天然产物研究与开发,2016,28:1139-1143.

[52] 李汉兵,姚元发,莫泽君,等.基于柱前衍生化高效液相色谱法评价骨骼肌细胞胰岛素抵抗模型[J].浙江工业大学学报,2018,46(2):216-219.

[53] 付顺昆,顾燕红,乔青燕,等.碳酸镧诱导人骨骼肌细胞胰岛素抵抗模型构建[J].临床和实验医学杂志,2018,17(6):583-586.

[54] Nowotny B,Zahiragic L,Krog D,et al. Mechanisms underlyingthe onset of oral lipid-induced skeletal muscle insulin resistance in humans[J]. Diabetes,2013,62(7):2240-2248.

[55] Chanseaume E,Malpuech-Brugère C,Patrac V,et al. Diets high in sugar,fat,and energy induce muscle type-specific adaptations in mitochondrial functions in rats[J]. J Nutr,2006,136(8):2194-2200.

[56] Schmitz-Peiffer C,Craig D L,Biden T J. Ceramide generation is sufficient to account for the inhibition of the insulin-stimulated PKB pathway in C2C12 skeletal muscle cells pretreated with palmitate[J]. J Biol Chem,1999,274(34):24202-24210.

[57] Dimopoulos N,Watson M,Sakamoto K,et al. Differential effects of palmitate and palmitoleate on insulin action and glucose utilization in rat L6 skeletal muscle cells[J]. Biochem J,2006,399(3):473-481.

[58] Sabin M A,Stewart C E,Crowne E C,et al. Fatty acid-induced defects in insulin signalling,in myotubes derived from children,are related to ceramide production from palmitate rather than the accumulation of

intramyocellular lipid[J]. J Cell Physiol, 2007, 211(1):244-252.

[59] Watt M J, Hevener A L. Fluxing the mitochondria to insulin resistance [J]. Cell Metab, 2008, 7(1):5-6.

[60] Koves T R, Ussher J R, Noland R C, et al. Mitochondrial overload and incomplete fatty acid oxidation contribute to skeletal muscle insulin resistance[J]. Cell Metab, 2008, 7(1):45-56.

[61] De Feyter H M, van den Broek N M, Praet S F, et al. Early or advanced stage type 2 diabetes is not accompanied by in vivo skeletal muscle mitochondrial dysfunction[J]. Eur J Endocrinol, 2008, 158(5):643-653.

[62] Maritim A C, Sanders R A, Watkins J B. Diabetes, oxidative stress, and antioxidants: a review[J]. J Biochem Mol Toxicol, 2003, 17(1):24-38.

[63] Randle P J, Garland P B, Hales C N, et al. The glucose fatty-acid cycle. Its role in insulin sensitivity and the metabolic disturbances of diabetes mellitus[J]. Lancet, 1963, 1(7285):785-789.

[64] Griffin M E, Marcucci M J, Cline G W, et al. Free fatty acid-induced insulin resistance is associated with activation of protein kinase C theta and alterations in the insulin signaling cascade[J]. Diabetes, 1999, 48 (6):1270-1274.

[65] Storz P, Döppler H, Wernig A, et al. Cross-talk mechanisms in the development of insulin resistance of skeletal muscle cells palmitate rather than tumour necrosis factor inhibits insulin-dependent protein kinase B (PKB)/Akt stimulation and glucose uptake[J]. Eur J Biochem, 1999, 266(1):17-25.

[66] Peraldi P, Spiegelman B. TNF-alpha and insulin resistance: summary and future prospects[J]. Mol Cell Biochem, 1998, 182(1-2):169-175.

[67] Sun X J, Rothenberg P, Kahn C R, et al. Structure of the insulin receptor substrate IRS-1 defines a unique signal transduction protein [J]. Nature, 1991, 352(6330):73-77.

[68] Taniguchi C M, Emanuelli B, Kahn C R. Critical nodes in signalling pathways: insights into insulin action[J]. Nat Rev Mol Cell Biol, 2006, 7(2):85-96.

[69] Yuan M, Konstantopoulos N, Lee J, et al. Reversal of obesity-and diet-induced insulin resistance with salicylates or targeted disruption of Ikkbeta[J]. Science, 2001, 293(5535):1673-1677.

[70] Ozcan U, Cao Q, Yilmaz E, et al. Endoplasmic reticulum stress links obesity, insulin action, and type 2 diabetes [J]. Science, 2004, 306

(5695):457-461.

[71] Morino K, Petersen K F, Shulman G I. Molecular mechanisms of insulin resistance in humans and their potential links with mitochondrial dysfunction[J]. Diabetes, 2006, 55(2):S9-S15.

[72] Szendroedi J, Schmid A I, Meyerspeer M, et al. Impaired mitochondrial function and insulin resistance of skeletal muscle in mitochondrial diabetes[J]. Diabetes Care, 2009, 32(4):677-679.

[73] Hirooka Y, Sagara Y, Kishi T, et al. Oxidative stress and central cardiovascular regulation — Pathogenesis of hypertension and therapeutic aspects[J]. Circ J, 2010, 74(5):827-835.

[74] Ceriello A, Taboga C, Tonutti L, et al. Evidence for an independent and cumulative effect of postprandial hypertriglyceridemia and hyperglycemia on endothelial dysfunction and oxidative stress generation: effects of short and long-term simvastatin treatment[J]. Circulation, 2002, 106 (10):1211-1218.

[75] Anderson E J, Lustig M E, Boyle K E, et al. Mitochondrial H2O2 emission and cellular redox state link excess fat intake to insulin resistance in both rodents and humans[J]. J Clin Invest, 2009, 119(3):573-581.

[76] Hoehn K L, Salmon A B, Hohnen-Behrens C, et al. Insulin resistance is a cellular antioxidant defense mechanism[J]. Proc Natl Acad Sci USA, 2009, 106(42):17787-17792.

[77] Hoehn K L, Hohnen-Behrens C, Cederberg A, et al. IRS1-independent defects define major nodes of insulin resistance[J]. Cell Metab, 2008, 7 (5):421-433.

[78] Bonnard C, Durand A, Peyrol S, et al. Mitochondrial dysfunction results from oxidative stress in the skeletal muscle of diet-induced insulin-resistant mice[J]. J Clin Invest, 2008, 118(2):789-800.

[79] Matsuzawa-Nagata N, Takamura T, Ando H, et al. Increased oxidative stress precedes the onset of high-fat diet-induced insulin resistance and obesity[J]. Metabolism, 2008, 57(8):1071-1077.

[80] Yasukawa T, Tokunaga E, Ota H, et al. S-nitrosylation-dependent inactivation of Akt/protein kinase B in insulin resistance[J]. J Biol Chem, 2005, 280(9):7511-7518.

[81] Reuter S, Gupta S C, Chaturvedi M M, et al. Oxidative stress, inflammation, and cancer: how are they linked? [J] Free Radic Biol Med, 2010, 49(11):1603-1616.

[82] Kitamura M. Control of NF-κB and inflammation by the unfolded protein response[J]. Int Rev Immunol, 2011, 30(1):4-15.

[83] Xue X, Piao J H, Nakajima A, et al. Tumor necrosis factor alpha (TNFalpha) induces the unfolded protein response (UPR) in a reactive oxygen species (ROS)-dependent fashion, and the UPR counteracts ROS accumulation by TNFalpha [J]. J Biol Chem, 2005, 280 (40): 33917-33925.

[84] Bouman L, Schlierf A, Lutz A K, et al. Parkin is transcriptionally regulated by ATF4: evidence for an interconnection between mitochondrial stress and ER stress[J]. Cell Death Differ, 2011, 18(5):769-782.

[85] Kang D, Hamasaki N. Mitochondrial oxidative stress and mitochondrial DNA[J]. Clin Chem Lab Med, 2003, 41(10):1281-1288.

[86] Zeitler P S, Nadeau K J. Insulin Resistance: Childhood Precursors and Adult Disease[M]. Switzerland: Humana Press, 2008:265.

[87] Perseghin G, Price T B, Petersen K F, et al. Increased glucose transport-phosphorylation and muscle glycogen synthesis after exercise training in insulin-resistant subjects[J]. N Engl J Med, 1996, 335 (18): 1357-1362.

[88] Christ-Roberts C Y, Pratipanawatr T, Pratipanawatr W, et al. Exercise training increases glycogen synthase activity and GLUT4 expression but not insulin signaling in overweight nondiabetic and type 2 diabetic subjects[J]. Metabolism, 2004, 53(9):1233-1242.

[89] Teixeira-Lemos E, Nunes S, Teixeira F, et al. Regular physical exercise training assists in preventing type 2 diabetes development: focus on its antioxidant and anti-inflammatory properties[J]. Cardiovasc Diabetol, 2011, 10:12.

[90] 杨凤英, 牛燕媚, 刘彦辉, 等. 有氧运动对高脂膳食诱导的胰岛素抵抗小鼠骨骼肌细胞胰岛素受体底物1及其丝氨酸磷酸化活性的影响[J]. 中国运动医学杂志, 2011, 30(1):36-41.

[91] Fu L, Liu X, Niu Y, et al. Effects of high-fat diet and regular aerobic exercise on global gene expression in skeletal muscle of C57BL/6 mice [J]. Metabolism, 2012, 61(2):146-152.

[92] Howlett K F, Mathews A, Garnham A, et al. The effect of exercise and insulin on AS160 phosphorylation and 14-3-3 binding capacity in human skeletal muscle[J]. Am J Physiol Endocrinol Metab, 2008, 294(2):E401-E407.

[93] Funai K, Schweitzer G G, Sharma N, et al. Increased AS160 phospho-rylation, but not TBC1D1 phosphorylation, with increased postexercise insulin sensitivity in rat skeletal muscle[J]. Am J Physiol Endocrinol Metab, 2009, 297(1):E242-E251.

[94] Bruss M D, Arias E B, Lienhard G E, et al. Increased phosphorylation of Akt substrate of 160 kDa (AS160) in rat skeletal muscle in response to insulin or contractile activity[J]. Diabetes, 2005, 54(1):41-50.

[95] Nader G A, Esser K A. Intracellular signaling specificity in skeletal muscle in response to different modes of exercise[J]. J Appl Physiol, 2001, 90(5):1936-1942.

[96] Breen L, Philp A, Shaw C S, et al. Beneficial effects of resistance exercise on glycemic control are not further improved by protein ingest-ion[J]. PLoS One, 2011, 6(6):e20613.

[97] Hawley J A, Lessard S J. Exercise training-induced improvements in insulin action[J]. Acta Physiol (Oxf), 2008, 192(1):127-135

[98] 苑红,牛燕媚,刘彦辉,等. mTOR/S6K1 信号通路与有氧运动改善小鼠高脂饮食诱导胰岛素抵抗间的关系[J]. 中国康复医学杂志, 2009, 24(4):297-302.

[99] Dubé J J, Amati F, Stefanovic-Racic M, et al. Exercise-induced altera-tions in intramyocellular lipids and insulin resistance: the athlete's paradox revisited[J]. Am J Physiol Endocrinol Metab, 2008, 294(5):E882-E888.

[100] Black L E, Swan P D, Alvar B A. Effects of intensity and volume on insulin sensitivity during acute bouts of resistance training[J]. J Strength Cond Res, 2010, 24(4):1109-1116.

[101] Fenicchia L M, Kanaley J A, Azevedo J L, et al. Influence of resist-ance exercise training on glucose control in women with type 2 diabetes [J]. Metabolism, 2004, 53(3):284-289.

[102] Devlin J T, Hirshman M, Horton E D, et al. Enhanced peripheral and splanchnic insulin sensitivity in NIDDM men after single bout of exercise[J]. Diabetes, 1987, 36(4):434-439.

[103] O'Donovan G, Kearney E M, Nevill A M, et al. The effects of 24 weeks of moderate-or high-intensity exercise on insulin resistance[J]. Eur J Appl Physiol, 2005, 95(5/6):522-528.

[104] Burnstein K L, Jewell C M, Cidlowski J A. Human glucocorticoid receptor cDNA contains sequences sufficient for receptor down-regula-

tion[J]. J Biol Chem，1990，265(13)：7284-7291.

[105] Yamanouchi K，Shinozaki T，Chikada K，et al. Daily walking combined with diet therapy is a useful means for obese NIDDM patients not only to reduce body weight but also to improve insulin sensitivity[J]. Diabetes Care，1995，18(6)：775-778.

[106] Lampman R M，Schteingart D E. Effects of exercise training on glucose control，lipid metabolism，and insulin sensitivity in hypertriglyceridemia and non-insulin dependent diabetes mellitus[J]. Med Sci Sports Exerc，1991，23(6)：703-712.

[107] Houmard J A，Tanner C J，Slentz C A，et al. Effect of the volume and intensity of exercise training on insulin sensitivity[J]. J Appl Physiol，2004，96(1)：101-106.

[108] Yu Z，Shao W，Chiang Y，et al. Oltipraz upregulates the nuclear factor (erythroid-derived 2)-like 2 [corrected](NRF2) antioxidant system and prevents insulin resistance and obesity induced by a high-fat diet in C57BL/6J mice[J]. Diabetologia，2011，54(4)：922-934.

[109] Zhi-Wen Yu，Dan Li，Wen-Hua Ling，et al. Role of nuclear factor (erythroid-derived 2)-like 2 in metabolic homeostasis and insulin action：A novel opportunity for diabetes treatment？[J] World J Diabetes，2012，3(1)：19-28.

[110] Talalay P，Dinkova-Kostova A T，Holtzclaw W D. Importance of phase 2 gene regulation in protection against electrophile and reactive oxygen toxicity and carcinogenesis[J]. Adv Enzyme Regul，2003，43：121-134.

[111] Yu X，Kensler T. Nrf2 as a target for cancer chemoprevention[J]. Mutat Res，2005，591(1/2)：93-102.

[112] Lee J M，Calkins M J，Chan K，et al. Identification of the NF-E2-related factor-2-dependent genes conferring protection against oxidative stress in primary cortical astrocytes using oligonucleotide microarray analysis[J]. J Biol Chem，2003，278(14)：12029-12038.

[113] Itoh K，Wakabayashi N，Katoh Y，et al. Keap1 regulates both cytoplasmic-nuclear shuttling and degradation of Nrf2 in response to electrophiles[J]. Genes Cells，2003，8(4)：379-391.

[114] Kim S K，Yang J W，Kim M R，et al. Increased expression of Nrf2/ARE-dependent anti-oxidant proteins in tamoxifen-resistant breast cancer cells[J]. Free Radic Biol Med，2008，45(4)：537-546.

[115] Rubiolo J A, Mithieux G, Vega F V. Resveratrol protects primary rat hepatocytes against oxidative stress damage: activation of the Nrf2 transcription factor and augmented activities of antioxidant enzymes [J]. Eur J Pharmacol, 2008, 591(1/2/3):66-72.

[116] 崔俣,马海英,孔力. Nrf2/ARE 通路与机体抗氧化机制的研究进展[J]. 吉林大学学报(医学版), 2011, 31(1):187-190.

[117] Stewart D, Killeen E, Naquin R, et al. Degradation of transcription factor Nrf2 via the ubiquitin-proteasome pathway and stabilization by cadmium[J]. J Biol Chem, 2003, 278(4):2396-2402.

[118] Nguyen T, Sherratt P J, Huang H C, et al. Increased protein stability as a mechanism that enhances Nrf2-mediated transcriptional activation of the antioxidant response element. Degradation of Nrf2 by the 26 S proteasome[J]. J Biol Chem, 2003, 278(7):4536-4541.

[119] Piantadosi C A, Carraway M S, Babiker A, et al. Heme oxygenase-1 regulates cardiac mitochondrial biogenesis via Nrf2-mediated transcriptional control of nuclear respiratory factor-1[J]. Circ Res, 2008, 103 (11):1232-1240.

[120] Chen W, Jiang T, Wang H, et al. Does Nrf2 contribute to p53-mediated control of cell survival and death? [J] Antioxid Redox Signal, 2012, 17(12):1670-1675.

[121] Pickering A M, Linder R A, Zhang H, et al. Nrf2-dependent induction of proteasome and Pa28$\alpha\beta$ regulator are required for adaptation to oxidative stress[J]. J Biol Chem, 2012, 287(13):10021-10031.

[122] Song M Y, Kim E K, Moon W S, et al. Sulforaphane protects against cytokine-and streptozotocin-induced beta-cell damage by suppressing the NF-kappaB pathway[J]. Toxicol Appl Pharmacol, 2009, 235 (1): 57-67.

[123] He M, Siow R C, Sugden D, et al. Induction of HO-1 and redox signaling in endothelial cells by advanced glycation end products: a role for Nrf2 in vascular protection in diabetes[J]. Nutr Metab Cardiovasc Dis, 2011, 21(4):277-185.

[124] Cheng X, Siow R C M, Mann G E. Impaired redox signaling and antioxidant gene expression in endothelial cells in diabetes: a role for mitochondria and the nuclear factor-E2-related factor 2-Kelch-like ECH-associated protein 1 defense pathway[J]. Antioxidants and Redox Signaling, 2011, 14(3):469-487.

[125] Ungvari Z，Bailey-Downs L，Gautam T，et al. Adaptive induction of NF-E2-related factor-2-driven antioxidant genes in endothelial cells in response to hyperglycemia[J]. Am J Physiol Heart Circ Physiol，2011，300(4)：H1133-H1140.

[126] 张晓梅. Nrf2 在病毒性心肌炎小鼠中的作用及葛根素干预的研究[D]. 长春：吉林大学，2013.

[127] 刘景诗. 冠脉转染 Nrf2 基因对大鼠缺血再灌注心肌的保护作用及机制的研究[D]. 长沙：中南大学，2010.

[128] 邢艺凡. 西洋参通过调节 Nrf2 抑制主动脉弓缩窄术诱导的小鼠心室重构的研究[D]. 济南：山东大学，2012.

[129] 白杨. Sulforaphane 激活并上调 Nrf2 预防糖尿病心肌病的研究[D]. 长春：吉林大学，2012.

[130] 李航. Nrf2/ARE 信号通路对Ⅰ型糖尿病小鼠肾脏氧化应激的影响及其作用机制的研究[D]. 石家庄：河北医科大学，2010.

[131] Negi G，Kumar A，Joshi R P，et al. Oxidative stress and Nrf2 in the pathophysiology of diabetic neuropathy：old perspective with a new angle[J]. Biochem Biophys Res Commun，2011，408(1)：1-5.

[132] Pergola P E，Raskin P，Toto R D，et al. Bardoxolone methyl and kidney function in CKD with type 2 diabetes[J]. N Engl J Med，2011，365 (4)：327-336.

[133] 朱凤臣. Nrf2/ARE 通路在低剂量 LPS 处理 PC12 细胞中的表达及其对脊髓损伤神经元的保护作用研究[D]. 重庆：重庆医科大学，2011.

[134] 祁小桐，蒋电明，朱凤臣，等. 姜黄素对大鼠急性脊髓损伤的保护作用及机制的初步研究[J]. 创伤外科杂志，2013，3：250-254.

[135] Morrison C D，Pistell P J，Ingram D K，et al. High fat diet increases hippocampal oxidative stress and cognitive impairment in aged mice：implications for decreased Nrf2 signaling[J]. J Neurochem，2010，114 (6)：1581-1589.

[136] 王瑞敏. 低剂量 Genistein 诱导 eNOS/Nrf2-ARE 通路对缺血后神经元氧化应激损伤和空间学习记忆缺陷的保护作用[D]. 石家庄：河北医科大学，2013.

[137] 李哲. Nrf2/ARE 信号通路激活剂对选择性运动神经元损伤保护作用的研究[D]. 石家庄：河北医科大学，2007.

[138] 王洪波. Nrf2 及齐墩果酸在酒精性肝纤维化中的作用机制研究[D]. 济南：山东大学，2011.

[139] 甯交琳. Nrf2 在大鼠肢体爆炸伤后短暂低温肺保护中的作用及机制[D].

重庆:第三军医大学,2008.

[140] 李秀英. Nrf2 在慢性阻塞性肺疾病中的作用及其与 IKKα/β 的关系[D]. 长沙:中南大学,2009.

[141] 坚哲. Nrf2-ARE 信号通路在白癜风氧化应激发病中的作用和机制研究 [D]. 西安:第四军医大学,2013.

[142] 李煌元. Nrf2/ARE 通路在溴氰菊酯神经毒性中的作用和机制[D]. 武汉:华中科技大学,2006.

[143] 陈宁. Nrf2 参与子宫内膜浆液性癌发病及耐药机制的研究[D]. 济南:山东大学,2011.

[144] Kensler T W,Wakabayashi N,Biswal S. Cell survival responses to environmental stresses via the Keap1-Nrf2-ARE pathway[J]. Annu Rev Pharmacol Toxicol,2007,47:89-116.

[145] Burton N C,Kensler T W,Guilarte T R. In vivo modulation of the Parkinsonian phenotype by Nrf2[J]. Neurotoxicology,2006,27(6): 1094-1100.

[146] Jakel R J,Kern J T,Johnson D A,et al. Induction of the protective antioxidant response element pathway by 6-hydroxydopamine in vivo and in vitro[J]. Toxicol Sci,2005,87(1):176-186.

[147] Safdar A,deBeer J,Tarnopolsky M A. Dysfunctional Nrf2-Keap1 redox signaling in skeletal muscle of the sedentary old[J]. Free Radic Biol Med,2010,49(10):1487-1493.

[148] Choi B M,Kim B R. Upregulation of heme oxygenase-1 by brazilin via the phosphatidylinositol 3-kinase/Akt and ERK pathways and its protective effect against oxidative injury[J]. Eur J Pharmacol,2008,580 (1-2):12-18.

[149] Lim J H,Kim K M,Kim S W,et al. Bromocriptine activates NQO1 via Nrf2-PI3K/Akt signaling:novel cytoprotective mechanism against oxidative damage[J]. Pharmacol Res,2008,57(5):325-331.

[150] Miller C J,Gounder S S,Kannan S,et al. Disruption of Nrf2/ARE signaling impairs antioxidant mechanisms and promotes cell degradation pathways in aged skeletal muscle[J]. Biochim Biophys Acta,2012, 1822(6):1038-1050.

[151] Whitman S A,Long M,Wondrak G T,et al. Nrf2 modulates contractile and metabolic properties of skeletal muscle in streptozotocin-induced diabetic atrophy[J]. Exp Cell Res,2013,319(17):2673-2683.

[152] Kitaoka Y,Ogborn D I,Nilsson M I,et al. Oxidative stress and Nrf2

signaling in McArdle disease[J]. Mol Genet Metab, 2013, 110(3): 297-302.

[153] He X, Kan H, Cai L, Ma Q. Nrf2 is critical in defense against high glucose-induced oxidative damage in cardiomyocytes[J]. J Mol Cell Cardiol, 2009, 46(1):47-58.

[154] Aleksunes L M, Reisman S A, Yeager R L, et al. Nuclear factor erythroid 2-related factor 2 deletion impairs glucose tolerance and exacerbates hyperglycemia in type 1 diabetic mice[J]. J Pharmacol Exp Ther, 2010, 333(1):140-151.

[155] Xue M, Qian Q, Adaikalakoteswari A, et al. Activation of NF-E2-related factor-2 reverses biochemical dysfunction of endothelial cells induced by hyperglycemia linked to vascular disease[J]. Diabetes, 2008, 57(10):2809-2817.

[156] Reuland D J, McCord J M, Hamilton K L. The role of Nrf2 in the attenuation of cardiovascular disease[J]. Exerc Sport Sci Rev, 2013, 41(3):162-168.

[157] Griendling K K, FitzGerald G A. Oxidative stress and cardiovascular injury: Part II: animal and human studies[J]. Circulation, 2003, 108(17):2034-2040.

[158] Hybertson B M, Gao B, Bose S K, et al. Oxidative stress in health and disease: the therapeutic potential of Nrf2 activation[J]. Mol Aspects Med, 2011, 32(4-6):234-246.

[159] Innamorato N G, Jazwa A, Rojo A I, et al. Different susceptibility to the Parkinson's toxin MPTP in mice lacking the redox master regulator Nrf2 or its target gene heme oxygenase-1[J]. PLoS One, 2010, 5(7):e11838.

[160] Osburn W O, Wakabayashi N, Misra V, et al. Nrf2 regulates an adaptive response protecting against oxidative damage following diquat-mediated formation of superoxide anion[J]. Arch Biochem Biophys, 2006, 454(1):7-15.

[161] Shih A Y, Imbeault S, Barakauskas V, et al. Induction of the Nrf2-driven antioxidant response confers neuroprotection during mitochondrial stress in vivo[J]. J Biol Chem, 2005, 280(24):22925-22936.

[162] Lu S C. Regulation of glutathione synthesis[J]. Mol Aspects Med, 2009, 30(1-2):42-59.

[163] 马森. 牛乳中硒测定及与 GSH-Px 的相关性[J]. 乳业科学与技术, 2007,

6:293-295.

[164] Converso D P, Taille C, Carreras M C, et al. HO-1 is located in liver mitochondria and modulates mitochondrial heme content and metabolism[J]. FASEB J, 2006, 20(8):1236-1238.

[165] Lo S C, Hannink M. PGAM5 tethers a ternary complex containing Keap1 and Nrf2 to mitochondria[J]. Exp Cell Res, 2008, 314(8):1789-1803.

[166] Hosoya T, Maruyama A, Kang MI, et al. Differential responses of the Nrf2-Keap1 system to laminar and oscillatory shear stresses in endothelial cells[J]. J Biol Chem, 2005, 280(29):27244-27250.

[167] Ricart K C, Bolisetty S, Johnson M S, et al. The permissive role of mitochondria in the induction of haem oxygenase-1 in endothelial cells [J]. Biochem J, 2009, 419(2):427-436.

[168] Tullet J M, Hertweck M, An J H, et al. Direct inhibition of the longevity-promoting factor SKN-1 by insulin-like signaling in C. elegans [J]. Cell, 2008, 132(6):1025-1038.

[169] Parr T. Insulin exposure and aging theory[J]. Gerontology, 1997, 43 (3):182-200.

[170] Chang C L, Au L C, Huang S W, et al. Insulin up-regulates heme oxygenase-1 expression in 3T3-L1 adipocytes via PI3-kinase-and PKC-dependent pathways and heme oxygenase-1-associated microRNA down-regulation[J]. Endocrinology, 2011, 152(2):384-393.

[171] Geraldes P, Yagi K, Ohshiro Y, et al. Selective regulation of heme oxygenase-1 expression and function by insulin through IRS1/phosphoinositide 3-kinase/Akt-2 pathway[J]. J Biol Chem, 2008, 283(49):34327-34336.

[172] Imhoff B R, Hansen J M. Extracellular redox status regulates Nrf2 activation through mitochondrial reactive oxygen species[J]. Biochem J, 2009, 424(3):491-500.

[173] Kowaltowski A J, de Souza-Pinto N C, Castilho R F, et al. Mitochondria and reactive oxygen species[J]. Free Radic Biol Med, 2009, 47 (4):333-343.

[174] Sen C K, Atalay M, Hänninen O. Exercise-induced oxidative stress: glutathione supplementation and deficiency[J]. J Appl Physiol (1985), 1994, 77(5):2177-2187.

[175] Sastre J, Asensi M, Gascó E, et al. Exhaustive physical exercise causes

oxidation of glutathione status in blood: prevention by antioxidant administration[J]. Am J Physiol, 1992, 263(5 Pt 2):R992-R995.

[176] Calabrese E J, Baldwin L A. Hormesis: a generalizable and unifying hypothesis[J]. Crit Rev Toxicol, 2001, 31(4-5):353-424.

[177] Cooper C E, Vollaard N B, Choueiri T, et al. Exercise, free radicals and oxidative stress[J]. Biochem Soc Trans, 2002, 30(2):280-285.

[178] Urso M L, Clarkson P M. Oxidative stress, exercise, and antioxidant supplementation[J]. To-xicology, 2003, 189(1-2):41-54.

[179] Vincent K R, Vincent H K, Braith R W, et al. Resistance exercise training attenuates exercise-induced lipid peroxidation in the elderly[J]. Eur J Appl Physiol, 2002, 87(4-5):416-423.

[180] Oh-ishi S, Kizaki T, Nagasawa J, et al. Effects of endurance training on superoxide dismutase activity, content and mRNA expression in rat muscle[J]. Clin Exp Pharmacol Physiol, 1997, 24(5):326-332.

[181] Powers S K, Criswell D, Lawler J, et al. Influence of exercise and fiber type on antioxidant enzyme activity in rat skeletal muscle[J]. Am J Physiol, 1994, 266(2 Pt 2):R375-R380.

[182] Karolkiewicz J, Szczêsniak L, Deskur-Smielecka E, et al. Oxidative stress and antioxidant defense system in healthy, elderly men: relationship to physical activity[J]. Aging Male, 2003, 6(2):100-105.

[183] Inoue N, Ramasamy S, Fukai T, et al. Shear stress modulates expression of Cu/Zn superoxide dismutase in human aortic endothelial cells [J]. Circulation Research, 1996, 79(1):32-37.

[184] Hollander J, Fiebig R, Gore M, et al. Superoxide dismutase gene expression in skeletal muscle: fiber-specific adaptation to endurance training[J]. American Journal of Physiology, 1999, 277(3):R856-R862.

[185] Moien-Afshari F, Ghosh S, Khazaei M, et al. Exercise restores endothelial function independently of weight loss or hyperglycaemic status in db/db mice[J]. Diabetologia, 2008, 51(7):1327-1337.

[186] Bao W, Song F, Li X, et al. Plasma heme oxygenase-1 concentration is elevated in individuals with type 2 diabetes mellitus[J]. PLoS One, 2010, 5(8):e12371.

[187] Golbidi S, Badran M, Laher I. Antioxidant and anti-inflammatory effects of exercise in diabetic patients[J]. Exp Diabetes Res, 2012, 2012:941868.

[188] Niess A M, Passek F, Lorenz I, et al. Expression of the antioxidant

stress protein heme oxygenase-1 (HO-1) in human leukocytes: acute and adaptational responses to endurance exercise[J]. Free Radical Biology and Medicine, 1999, 26(1-2):184-192.

[189] Packer L, Cadenas E, Davies K J. Free radicals and exercise: an introduction[J]. Free Radic Biol Med, 2008, 44(2):123-125.

[190] Sachdev S, Davies K J. Production, detection, and adaptive responses to free radicals in exercise[J]. Free Radic Biol Med, 2008, 44 (2): 215-223.

[191] Radak Z, Atalay M, Jakus J, et al. Exercise improves import of 8-oxoguanine DNA glycosylase into the mitochondrial matrix of skeletal muscle and enhances the relative activity[J]. Free Radic Biol Med, 2009, 46(2):238-243.

[192] Tucker P S, Fisher-Wellman K, Bloomer R J. Can exercise minimize postprandial oxidative stress in patients with type 2 diabetes? [J] Curr Diabetes Rev, 2008, 4(4):309-319.

[193] Asghar M, George L, Lokhandwala M F. Exercise decreases oxidative stress and inflammation and restores renal dopamine D1 receptor function in old rats[J]. Am J Physiol Renal Physiol, 2007, 293 (3): F914-F919.

[194] George L, Lokhandwala M F, Asghar M. Exercise activates redox-sensitive transcription factors and restores renal D1 receptor function in old rats[J]. Am J Physiol Renal Physiol, 2009, 297(5):F1174-F1180.

[195] Muthusamy V R, Kannan S, Sadhaasivam K, et al. Acute exercise stress activates Nrf2/ARE signaling and promotes antioxidant mechanisms in the myocardium[J]. Free Radic Biol Med, 2012, 52 (2): 366-376.

[196] Narashimhan M, Hong J, Atieno N, et al. Nrf2 deficiency promotes apoptosis and impairs PAX7/MyoD expression in aging skeletal muscle cells[J]. Free Radic Biol Med, 2014, pii: S0891-5849(14)00100-2.

[197] Jiang H K, Miao Y, Wang Y H, et al. Aerobic interval training protects against myocardial infarction-induced oxidative injury by enhancing antioxidase system and mitochondrial biosynthesis[J]. Clin Exp Pharmacol Physiol, 2014, 41(3):192-201.

[198] Gounder S S, Kannan S, Devadoss D, et al. Impaired transcriptional activity of Nrf2 in age-related myocardial oxidative stress is reversible by moderate exercise training[J]. PLoS One, 2012, 7(9):e45697.

[199] Zhao X, Bian Y, Sun Y, et al. Effects of moderate exercise over different phases on age-related physiological dysfunction in testes of SAMP8 mice[J]. Exp Gerontol, 2013, 48(9):869-880.

[200] Chakravarty E F, Hubert H B, Lingala V B, et al. Reduced disability and mortality among aging runners: a 21-year longitudinal study[J]. Arch Intern Med, 2008, 168(15):1638-1646.

[201] Stessman J, Hammerman-Rozenberg R, Cohen A, et al. Physical activity, function, and longevity among the very old[J]. Arch Intern Med, 2009, 169(16):1476-1483.

[202] Sivitz W I. Lipotoxicity and glucotoxicity in type 2 diabetes. Effects on development and progression[J]. Postgrad Med, 2001, 109(4):55-59, 63-64.

[203] McGarry J D. Banting lecture 2001: dysregulation of fatty acid metabolism in the etiology of type 2 diabetes[J]. Diabetes, 2002, 51(1):7-18.

[204] Wang X, Wang Z, Liu J Z, et al. Double antioxidant activities of rosiglitazone against high glucose-induced oxidative stress in hepatocyte[J]. Toxicol In Vitro, 2011, 25(4):839-847.

[205] Brehm A, Krssak M, Schmid A I, et al. Increased lipid availability impairs insulin-stimulated ATP synthesis in human skeletal muscle[J]. Diabetes, 2006, 55(1):136-140.

[206] Krssak M, Falk Petersen K, Dresner A, et al. Intramyocellular lipid concentrations are correlated with insulin sensitivity in humans: a 1H NMR spectroscopy study[J]. Diabetologia, 1999, 42(1):113-116.

第二章　PA 诱导的 C2C12 肌管
IR 模型的建立

正常情况下,血液中游离脂肪酸水平受到复杂而精确的调控,在一定范围内保持动态的平衡,在某些异常因素存在情况下,其脂肪酸稳态维持的机制被破坏,引起血液中 FFA 浓度升高,这可能是诱发 T2DM 的初始因素之一。血液中常见 PA、油酸和硬脂酸三种类型的 FFA,均属饱和长链脂肪酸,其中血液中含量最丰富的饱和脂肪酸 PA 对胰岛素敏感性的影响受到了广泛重视[1]。骨骼肌是所有胰岛素相关的靶组织和器官中消耗血糖最多的组织,约占 70%,同时有研究者通过建立大鼠颈静脉血管输注 PA 的模型,发现血液中的大部分 PA 被骨骼肌组织所吸收[2]。因此,血液中 PA 含量的升高可能通过骨骼肌的 IR 机制,影响 T2DM 的发生和发展。

有学者报道[3]PA 可通过降低胰岛素信号分子 Akt 的磷酸化,抑制骨骼肌细胞中胰岛素刺激的 GLUT4 膜转位,从而导致骨骼肌细胞 IR。因此建立 IR 体外细胞模型,可以从细胞、分子水平深入探究 IR 的发病机制,为筛选和研发防治 IR 的药物和方法提供必要的理论基础。目前较为成熟的 IR 细胞模型建立方法有地塞米松[4]、高浓度胰岛素[5]、TNF-α[6] 和 PA 等方法诱导[2]。国内外研究者都试图采用脂肪酸来诱导细胞建立 IR 的体外细胞模型,以便更好地模拟机体的病理生理环境,进行饮食引起的肥胖相关的 IR 研究。PA 与骨骼肌细胞、肝细胞等进行体外共培养可导致细胞产生 IR[7],是建立 IR 体外细胞模型的常用方法之一。C2C12 骨骼肌细胞是小鼠源成纤维细胞,在体外一定培养条件下可以分化成为肌小管,体外 EPS 可使其产生收缩运动,同时,形成的肌管对胰岛素刺激较为敏感,是体外研究骨骼肌 IR 发生机制和筛选有效改善 IR 方式的良好细胞模型[8]。Zhou 和 Hirabara 等[9,10]用饱和脂肪酸 PA 或油酸孵育 C2C12 骨骼肌细胞,导致胰岛素刺激下的细胞 G 摄取减少,而且这种减少是通过升高 IRS-1 丝氨酸磷酸化、降低酪氨酸磷酸化、降低 PI3K 活性及 Akt 磷酸化,抑制 GLUT4 易位,从而抑制 PI3K 通路活性来引起 IR 的发生。

本研究采用梯度剂量的 PA 孵育分化 5 天的 C2C12 肌管的方法建立高脂诱导的 IR 细胞模型,筛选合适的浓度和作用时间,并对该模型进行一系列的参数矫正,增加其与病理情况的相关性,使其更贴近本研究所要求的 IR 状态,为本研究的开展提供较为理想的体外 IR 骨骼肌细胞模型。

第一节　PA 引起的 C2C12 肌管 IR 细胞模型的建立

T2DM 又称"糖脂病",其发病的脂毒性理论越来越受到重视。T2DM 中糖代谢紊乱产生糖毒性的根源为脂代谢异常[11]。在超重和肥胖个体中发现 FFA 水平升高先于高血糖症的发生,且与糖耐量受损坏有关。而且,与其他指标相比,肌细胞内脂质水平与 IR 有更加紧密的关系,肌细胞内脂质积累与胰岛素敏感性呈负相关[12]。因此,大量研究证实通过脂质灌注或高脂膳食可以促进动物和人的 IR 状态发生[13]。大量细胞实验证明,FFA 在肌管 IR 的病理过程中有重要作用,过量 FFA 能够引起胰岛素信号障碍,引起 IR[9,14]。肌组织中的氧化型纤维血流丰富,对胰岛素敏感,因此易受糖尿病损害[15],糖尿病状态下各种损害因素所引起的肌无力、肌萎缩、肌肉酸痛,将使肌肉处理 G 的能力严重受损。由于骨骼肌组织含有除了肌细胞以外的其他细胞,因此我们在研究 FFA 对骨骼肌 IR 的相关机制时,选用培养的细胞,以去除其他细胞的潜在污染和干扰是非常有必要的[16]。C2C12 细胞系具有骨骼肌的生化和形态学特性,在骨骼肌代谢的研究中被广泛应用[17]。因此,本研究采用高脂孵育 C2C12 骨骼肌肌管建立 IR 的骨骼肌细胞模型。

一、研究材料与方法

(一)研究材料——C2C12 细胞系

C2C12 细胞(Mouse C3H muscle myoblast,ATCC 购买)属于小鼠骨骼肌成肌细胞系,为贴壁细胞,悬浮时为球形,贴壁后为菱形或多边形,偶有分叉。用含 10%胎牛血清的 DMEM 培养基培养细胞时,细胞以分裂、增殖为主,细胞形态不发生改变,仅表现为数量增多;当培养基添加 2%的马血清时,可诱导其分化。C2C12 肌管在分化培养基中孵育 2~4 天后开始颤搐,分化 5~6 天出现更有节律的强力收缩,分化 8~14 天后,随着肌管越来越成熟,自发收缩减少(图 2-1)。

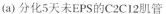

(a) 分化5天未EPS的C2C12肌管　　　(b) 分化5天后EPS 3天的C2C12肌管

图 2-1　细胞形态

（二）研究方法

1. C2C12 细胞的复苏、培养、传代、计数、冻存、分化

（1）细胞复苏

从液氮中取出保存有 C2C12 细胞的冻存管,立即置于 $38\sim40$ ℃水浴中,用力振荡使之在 1 min 内快速融化。在超净工作台内,用 75%酒精擦拭冻存管管口,用吸管吸取细胞悬液,注入 4 mL 增殖培养液[含 10%灭活胎牛血清,1%青霉素、链霉素抗生素(青霉素 100 U/mL,链霉素 100 μg/mL)的 DMEM]的离心管中,600 r/min室温离心 5 min,弃上清,加入 4 mL 增殖培养基混匀后置于大培养皿中,37 ℃恒温培养箱培养。

（2）细胞培养

熟悉 C2C12 细胞的形态结构,观察 C2C12 细胞的生长特性及其在培养液中的生长情况。每隔 $8\sim12$ h 将培养皿取出,放在倒置显微镜下观察细胞生长情况及密度。若生长状态良好,继续放入 37 ℃、5% CO_2 的培养箱中培养,每天换液。$1\sim2$ 天后 C2C12 细胞单层覆盖培养皿底面密度达 85%以上,在其未形成集落堆积生长前,准备传代。

（3）细胞传代

去除培养皿中的旧培养液,用 PBS 液漂洗 2 次,加入适量 0.25%胰蛋白酶溶液,使胰酶均匀覆盖在细胞表面。在 37 ℃温度下放置 1 min,然后置于倒置显微镜下观察细胞形态,当细胞之间分开变圆时,去除培养皿中的胰酶,再加入 DMEM 增殖培养液,用胶头吸管适当用力吹打细胞,使之形成单细胞悬液。按 1:3 或者 1:4 比例将细胞传代于新的 60 mm 培养皿中,放置于培养箱中培养,每隔 $2\sim3$ 天传代一次。

（4）细胞计数

用 75%酒精擦拭计数板和盖玻片,吸取 $55\sim60$ μL 按细胞传代操作步骤制成的细胞悬液,滴于细胞计数板上,在倒置显微镜下观察并计数四个角大格内的细胞总数(计左、计上压线)。按照下列公式算出细胞浓度:细胞浓度(细胞数/mL)＝(四大格细胞总数/4×10⁴)×稀释倍数。

(5)细胞冻存

取对数生长期中状态良好的细胞,将按细胞传代操作步骤制成的细胞悬液,收集到 10 mL 离心管中以 600 r/min 转速室温离心 5 min,弃上清液。加入细胞冻存液(90%胎牛血清,10% DMSO),轻轻重悬细胞,调整浓度至 1×10^6/mL,取 1 mL加入冻存管中,封口,标记。按温度梯度冻存,4 ℃,30 min;−20 ℃,2 h;−80 ℃,过夜;最后置于液氮中长期保存。

(6)细胞分化

细胞计数后,以 2×10^5/mL 密度种到 6 孔培养板中,待细胞单层覆盖培养板底面密度达 95%左右,换成分化培养液[含 2%马血清,1%青霉素、链霉素抗生素(青霉素 100 U/mL,链霉素 100 μg/mL)的 DMEM]开始进行分化培养,每天换液,并从加入分化培养基开始计算分化天数。本实验采用分化 5 天的肌管进行后续实验处理。

2. PA 孵育方法

分化 5 天的 C2C12 肌管,用含 1% BSA 的低糖无血清的 DMEM 饥饿 12 h后,加入梯度浓度的 PA 溶液(0 mmol/L、0.25 mmol/L、0.5 mmol/L、0.75 mmol/L、1.0 mmol/L、2.0 mmol/L)分别孵育不同的时间(8 h、16 h、24 h)。孵育结束前30 min加入 100 nmol/L 的胰岛素溶液或加入同溶剂的胰岛素对照品(除了不含胰岛素,其他溶液成分一样)刺激,然后进行相关指标检测。

PA 溶液及 PA 溶液对照品的配制:采用蛋白吸附法配制 PA 溶液。先用无水乙醇配 0.2 mol/L 的 PA 乙醇液,56 ℃水浴振荡大约 10 min 溶解。再用适当体积的 PA 储备液与 10% BSA 溶液混匀,配制 4 mmol/L 的 PA 储备液,56 ℃水浴振荡直到溶解澄清(3～4 h)。4 mmol/L PA 滤菌后置于 4 ℃冰箱保存,再次使用时用不含酚红的高糖 DMEM 培养液稀释至所需浓度。PA 对照品为不含 PA 的同种溶剂的溶液。

100 nmol/L胰岛素溶液及胰岛素溶液对照品的配制:用 HEPES 缓冲溶液来溶解胰岛素,先配制 10^{-3} mol/L 的胰岛素溶液 1 mL(此时加入胰岛素 5.7 mg),然后用 HEPES 缓冲溶液稀释至 10^{-7} mol/L,即配成了含量为 100 nmol/L 的胰岛素溶液。

HEPES 缓冲溶液配方为:136 mmol/L NaCl,4.7 mmol/L KCl,1.25 mmol/L MgSO₄·7H₂O,1.2 mmol/L CaCl₂,0.2% BSA,20 mmol/L HEPES,pH 调至7.4。胰岛素溶液对照品为不含胰岛素的同浓度的 HEPES 缓冲溶液。充分溶解后,过滤除菌。

1% BSA 的低糖 DMEM 溶液配制:1 g BSA 与 100 mL 低糖 DMEM 混匀充分

溶解后过滤,96 孔板每孔加 200 μL,6 孔板每孔加 2 mL。

3．实验分组

实验分组如下:0＋8 h,0.25＋8 h,0.5＋8 h,0.75＋8 h,1.0＋8 h,2.0＋8 h;0＋16 h,0.25＋16 h,0.5＋16 h,0.75＋16 h,1.0＋16 h,2.0＋16 h;0＋24 h,0.25＋24 h,0.5＋24 h,0.75＋24 h,1.0＋24 h,2.0＋24 h;0＋Ins＋8 h,0.25＋Ins＋8 h,0.5＋Ins＋8 h,0.75＋Ins＋8 h,1.0＋Ins＋8 h,2.0＋8 h;0＋Ins＋16 h,0.25＋Ins＋16 h,0.5＋Ins＋16 h,0.75＋Ins＋16 h,1.0＋Ins＋16 h,2.0＋Ins＋16 h;0＋Ins＋24 h,0.25＋Ins＋24 h,0.5＋Ins＋24 h,0.75＋Ins＋24 h,1.0＋Ins＋24 h,2.0＋Ins＋24 h。共 36 个分组,每个分组设 6 个重复组。

(三) 统计学方法

各组数据应用 SPSS17.0 统计软件进行分析。实验数据采用平均数±标准差(Mean±SD)表示,所有计量资料间比较在确定方差齐性后($p > 0.05$),各组间比较采用单因素方差分析(One-Way ANOVA),两处理组均数比较采用两样本 t 检验,$p < 0.05$ 为差异具有统计学意义,$p < 0.01$ 为具有极显著性差异。

二、研究指标测定

(一) 细胞培养液中 LDH 活性和 MTT 检测

分化 5 天的 C2C12 肌管,用含 1% BSA 的低糖无血清的 DMEM 饥饿 12 h 后,加入梯度浓度的 PA 溶液孵育 8 h,16 h 和 24 h。孵育结束前 30 min 加入 100 nmol/L 的胰岛素溶液或加入同溶剂的胰岛素对照品孵育。取培养液上清检测乳酸脱氢酶(lactate dehydrogenase,LDH)活性,在 96 孔板内对分化的肌管做 MTT 检测。

LDH 活性:乳酸脱氢酶能催化乳酸生成丙酮酸,丙酮酸与 2,4-二硝基苯肼反应生成的产物在碱性溶液中呈棕红色,通过酶标仪检测 440 nm 处的光吸收值可以反映酶活力。细胞培养液中 LDH 活性大小可以反映细胞膜通透性变化。具体操作步骤严格按照乳酸脱氢酶检测试剂盒说明进行。

MTT 检测:MTT 是一种能接受氢原子的染料,活细胞的线粒体琥珀酸脱氢酶可将其还原为紫色难溶性甲臜结晶,DMSO 溶解结晶后,在酶标仪 570 nm 处测其 OD 值,来反映活细胞的数量和代谢活力,并由此反映细胞的存活状态。操作步骤:每孔加入 50 μL 1×MTT 溶液,37 ℃细胞培养箱孵育 4 h,使得 MTT 完全还原为甲臜,然后每孔加入 150 μL DMSO,平板摇床摇匀,充分溶解甲臜,最后将溶液吸入酶标板,用酶标仪检测 570 nm 处的光吸收值(OD 值)。

（二）上清中 G 剩余量的测定

分化 5 天的 C2C12 肌管，用含 1% BSA 的低糖无血清的 DMEM 饥饿 12 h 后，加入梯度浓度的 PA 溶液孵育 8 h、16 h 和 24 h。孵育结束前 30 min 加入 100 nmol/L 的胰岛素溶液或加入同溶剂的胰岛素对照品刺激。收集细胞培养液上清，然后以葡萄糖氧化酶法检测每孔培养基中的 G 含量，即为培养液上清中的 G 剩余量。

葡萄糖氧化酶法检测培养基上清中 G 浓度的测定原理：根据 Trinder 反应原理，G 在葡萄糖氧化酶的作用下生成葡萄糖酸和过氧化氢，过氧化氢在过氧化物酶的作用下，使得色原物质生成红色醌亚胺类化合物，颜色的深浅与 G 含量成正比。

具体操作如下：

（1）按 4 : 1 比例将试剂 Rl 与 R2 混合成工作液，现配现用。

（2）酶标板内分别加入 5 μL 标准液和 5 μL 不含 G 的双蒸水，作为标准孔及空白孔；从 96 孔培养板中每孔取 5 μL 细胞培养液上清加入到酶标板为测定孔。

（3）酶标板内每孔分别加入 195 μL 工作液，轻微摇动混匀，放入 37 ℃ 温育箱孵育 20 min。

（4）置于酶标仪内，在 570 nm 处测定各孔 OD 值。

（5）根据以下公式计算上清培养液中 G 浓度：

$$G 浓度(mmol/L) = 标准品浓度 \times \frac{样品\ OD - 空白\ OD}{标准管\ OD - 空白管\ OD}$$

三、研究结果

（一）梯度剂量 PA 孵育后 C2C12 肌管细胞膜完整性及细胞活性的变化

1. 细胞培养液中 LDH 活性

表 2-1 和图 2-2 表明：PA 孵育 2 mmol/L×8 h、1 mmol/L×16 h、0.75 mmol/L×24 h 组与对照 0 mmol/L 组相比 LDH 显著性增加，2 mmol/L×16 h、1 mmol/L×24 h、2 mmol/L×24 h 三组与对照组相比有极显著性增加。PA + Ins 孵育 2 mmol/L×8 h、0.75 mmol/L×16 h、1 mmol/L×16 h、0.75 mmol/L×24 h 组与对照 0 mmol/L + Ins 组相比 LDH 显著性增加，2 mmol/L×16 h、1 mmol/L×24 h、2 mmol/L×24 h 三组与对照组相比有极显著性增加。提示低剂量的 PA 和 PA + Ins 对肌管 LDH 活性的影响一致，与对照组相比无显著性差异（$p > 0.05$），而高剂量的 PA 可引起肌管的细胞膜通透性增加，对肌管细胞膜有损伤作用（$p < 0.05$ 或 $p < 0.01$）。0.75 mmol/L 以下的三个孵育时间都不会引起肌管细胞膜的损伤。

表 2-1　不同剂量 PA 孵育后 C2C12 肌管培养液 LDH 活性的变化

时间(h)	浓度(mmol/L)					
	0	0.25	0.5	0.75	1	2
8	403.45±36.58	426.31±12.70	477.02±46.29	490.13±42.76	568.13±107.18	604.35±90.33*
16	422.36±45.15	442.57±52.35	475.26±49.67	544.42±61.76	603.52±89.06*	663.61±101.76**
24	435.17±56.02	453.18±57.44	539.01±74.73	598.30±84.69*	665.03±76.36**	732.62±113.40**
8＋Ins	413.80±39.23	435.16±33.13	440.96±34.44	492.29±71.09	545.35±65.72	586.48±78.54#
16＋Ins	419.97±42.50	449.11±58.37	472.79±61.64	524.38±61.05#	591.19±94.53#	669.49±91.34##
24＋Ins	450.71±45.08	457.15±47.28	544.69±97.51	599.29±92.47#	663.56±73.35##	745.21±113.5##

注：* 表示与同一时间点的 0 组相比有显著性差异（$p<0.05$），** 表示具有极显著性差异（$p<0.01$）；# 表示与同一时间点的 0 组相比有显著性差异（$p<0.05$），## 表示具有极显著性差异（$p<0.01$）。

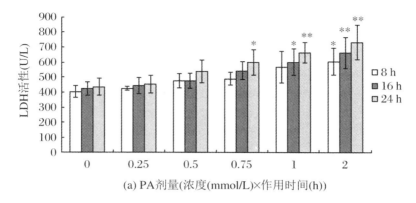

(a) PA剂量(浓度(mmol/L)×作用时间(h))

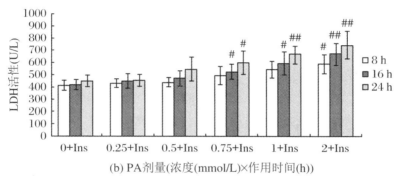

(b) PA剂量(浓度(mmol/L)×作用时间(h))

图2-2 不同剂量PA孵育对C2C12肌管培养液LDH活性的影响

＊表示与同一时间点的0组相比有显著性差异（$p<0.05$），＊＊表示具有极显著性差异（$p<0.01$）；♯表示与同一时间点的0＋Ins组相比有显著性差异（$p<0.05$），♯♯表示具有极显著性差异（$p<0.01$）。

2. 细胞活性检测

细胞活性采用经典的MTT法进行检测。表2-2和图2-3表明：PA孵育1 mmol/L×8 h、2 mmol/L×8 h、0.75 mmol/L×16 h、1 mmol/L×16 h、0.75 mmol/L×24 h组与对照0 mmol/L组相比MTT显著性下降，2 mmol/L×16 h、1 mmol/L×24 h、2 mmol/L×24 h三组与对照组相比有极显著性下降。PA＋Ins孵育0.75 mmol/L×16 h组与对照0 mmol/L＋Ins组相比MTT显著性下降，1 mmol/L×16 h、2 mmol/L×16 h、0.75 mmol/L×24 h、1 mmol/L×24 h、2 mmol/L×24 h组与对照组相比有极显著性下降。提示高浓度、短作用时间和较低浓度、长作用时间的低剂量PA和PA＋Ins对肌管MTT的影响一致，与对照组相比无显著性变化（$p>0.05$），而高剂量的PA可引起肌管活细胞数量减少，C2C12细胞的生长受到明显地抑制（$p<0.05$或$p<0.01$），且这种抑制作用呈现剂量依赖性。0.75 mmol/L以下的三个孵育时间都不会对肌管的活性有明显影响。

表 2-2　不同剂量 PA 孵育后 C2C12 肌管细胞活性的变化

时间(h)	浓度(mmol/L)					
	0	0.25	0.5	0.75	1	2
8	1.87±0.57	1.72±0.52	1.56±0.49	1.53±0.49	1.34±0.33*	1.21±0.48*
16	1.69±0.31	1.66±0.30	1.51±0.33	1.16±0.27*	1.08±0.33*	0.49±0.11**
24	1.53±0.24	1.60±0.25	1.26±0.34	0.81±0.27*	0.57±0.13**	0.22±0.08**
8＋Ins	1.74±0.45	1.65±0.51	1.68±0.52	1.62±0.50	1.49±0.42	1.27±0.33
16＋Ins	1.85±0.40	1.80±0.41	1.53±0.38	1.30±0.37#	1.13±0.25##	0.51±0.08##
24＋Ins	1.66±0.24	1.78±0.38	1.34±0.34	0.87±0.24##	0.56±0.10##	0.23±0.05##

注:＊表示与同一时间点的 0 组相比有显著性差异($p<0.05$),＊＊表示具有极显著性差异($p<0.01$);♯表示与同一时间点的 0＋Ins 组相比有显著性差异($p<0.05$),♯♯表示具有极显著性差异($p<0.01$)。

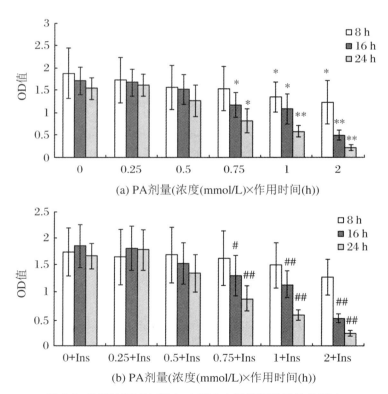

图 2-3　不同剂量 PA 孵育对 C2C12 肌管细胞活性的影响

　　＊表示与同一时间点的 0 组相比有显著性差异($p<0.05$),＊＊表示具有极显著性差异($p<0.01$);♯表示与同一时间点的 0＋Ins 组相比有显著性差异($p<0.05$),♯♯表示具有极显著性差异($p<0.01$)。

（二）梯度剂量 PA 孵育后 C2C12 肌管上清中 G 剩余量的变化

表 2-3、2-4 表示：同一作用时间、梯度 PA 浓度孵育肌管，随着浓度的增加，上清中非胰岛素刺激的 G 剩余量（结果用 G 剩余量/MTT 来表示）逐渐增加，但与同一作用时间的 0 mmol/L 对照组相比无显著性差异；同一 PA 浓度、梯度作用时间孵育肌管，随着时间的增加，上清中非胰岛素刺激的 G 剩余量逐渐减少，但与相同 PA 浓度作用 8 h 组相比无显著性差异。胰岛素刺激的 G 摄取与非胰岛素刺激的 G 摄取的变化趋势相同，但变化幅度不同，表现为 8 h 孵育组，随着 PA 孵育浓度增加，胰岛素刺激导致的上清中 G 剩余量逐渐增加，表明 8 h 的作用时间，随着 PA 浓度增加，胰岛素刺激引起的 G 摄取逐渐减少，但与同时间 0 mmol/L 对照组相比无显著性差异；0.5 mmol/L×16 h、0.75 mmol/L×16 h、0.5 mmol/L×24 h 组与同一作用时间的 0 mmol/L 对照组相比胰岛素刺激的 G 摄取显著性下降（上清中 G 剩余量显著性增加），1 mmol/L×16 h、2 mmol/L×16 h、0.75 mmol/L×24 h、1 mmol/L×24 h、2 mmol/L×24 h 组与同一作用时间的 0 mmol/L 对照组相比胰岛素刺激的 G 摄取极显著性下降（上清中 G 剩余量极显著性增加）。0.5 mmol/L PA 孵育 16 h 时非胰岛素刺激的 G 摄取降低，但无显著性变化，而胰岛素刺激的 G 摄取显著性的降低，表明 0.5 mmol/L PA 孵育 16 h 可引起分化 5 天的 C2C12 肌管产生 IR，且其胰岛素依赖的 G 剩余量较非 PA 孵育组增加 1.68 倍。

表 2-3 不同剂量 PA 孵育后 C2C12 肌管上清中非胰岛素刺激的 G 剩余量的变化

浓度	时间（h）		
（mmol/L）	8	16	24
0	0.7290 ± 0.3049	0.6270 ± 0.2109	0.5937 ± 0.2084
0.25	0.7529 ± 0.3143	0.6705 ± 0.2253	0.6290 ± 0.2081
0.5	0.8026 ± 0.3706	0.7382 ± 0.2951	0.7124 ± 0.3122
0.75	0.8286 ± 0.3746	0.7493 ± 0.2827	0.7601 ± 0.3350
1	0.9065 ± 0.4146	0.8051 ± 0.2888	0.8396 ± 0.3930
2	1.0268 ± 0.4694	1.0342 ± 0.5101	0.9688 ± 0.4457

表 2-4 不同剂量 PA 孵育后 C2C12 肌管上清中胰岛素刺激的 G 剩余量的变化

浓度	时间（h）		
（mmol/L）	8	16	24
0 + Ins	1.0000 ± 0.0000	1.0000 ± 0.0000	1.0000 ± 0.0000
0.25 + Ins	1.2002 ± 0.1200	1.7405 ± 0.1471	2.1807 ± 0.2344
0.5 + Ins	1.3461 ± 0.1852	$2.6803 \pm 0.4080^{*}$	$3.0616 \pm 0.2397^{*}$
0.75 + Ins	1.5442 ± 0.2147	$2.7773 \pm 0.4993^{*}$	$3.8524 \pm 0.6416^{**}$

续表

浓度	时间（h）		
（mmol/L）	8	16	24
1.0 + Ins	1.8347 ± 0.3068	3.4248 ± 1.3295**	4.9893 ± 2.1302**
2.0 + Ins	2.1487 ± 0.5181	4.0703 ± 2.0320**	5.5039 ± 2.5708**

注：* 表示与同一时间点的 0 + Ins 组相比有显著性差异（$p < 0.05$），** 表示具有极显著性差异（$p < 0.01$）。

四、分析与讨论

（一）梯度剂量 PA 孵育对 C2C12 肌管细胞膜完整性及细胞活性的影响

细胞培养液中 LDH 活性大小可以反应细胞膜通透性变化。LDH 能催化乳酸生成丙酮酸，丙酮酸与 2,4-二硝基苯肼反应生成的产物在碱性溶液中呈棕红色，通过酶标仪检测 440 nm 的光吸收值可以反映酶活力。MTT 法则可以反映活细胞的数量和代谢活力。MTT 代谢率反映线粒体功能的状态，因其在细胞培养基中可被活细胞的线粒体琥珀酸脱氢酶还原为难溶性的紫色甲臜结晶，经 DMSO 溶解结晶后，通过颜色的深浅可以反映琥珀酸脱氢酶活性的高低，从而反映细胞的存活、增殖、生长和毒性。这两者结合可以更准确地说明药物或试剂处理后细胞的活力和活性的变化。

本实验研究结果认为低剂量（高浓度、短作用时间和较低浓度、长作用时间）的 PA 和 PA + Ins 对肌管 LDH 活性（见表 2-1 和图 2-2）和肌管 MTT（见表 2-2 和图 2-3）的影响一致，与对照组相比无显著性差异，而高剂量的 PA 则可损伤肌管膜，使肌管的生长受到明显地抑制，且这种抑制作用呈现剂量依赖性。0.75 mmol/L 以下的三个孵育时间都对肌管膜和细胞存活状况无明显影响。镜下也观察到细胞的生长状态在低剂量 PA 时均正常，随 PA 剂量增加，抑制程度逐渐增加。该结果提示，PA 诱导 C2C12 细胞建立 IR 肌细胞模型应该选择细胞生长不受抑制、细胞膜较为完整的 PA 浓度。在本研究中，为保证细胞的最佳活力，我们应选择低于 0.75 mmol/L 的 PA 作用 16 h 作为 PA 诱导 C2C12 细胞为 IR 肌细胞的剂量。

最近的研究也得出骨骼肌细胞的生长呈现 PA 剂量依赖抑制效应，和我们的研究结论一致，采用梯度 PA 浓度诱导 L6 细胞[18]建立 IR 模型，MTT 结果显示浓度为 0.2～0.6 mmol/L 的 PA 作用于 L6 细胞 24 h 和 36 h 后对细胞的活性无影响，而 0.8 mmol/L、1.0 mmol/L 的 PA 作用 24 h 和 36 h 时对细胞的活性有影响，因此，建模剂量选择为 0.8 mmol/L 以下。另外也有研究认为较低剂量的 FFAs 即能降低细胞活性：用长链游离脂肪酸（油酸：PA＝2：1），采用不同浓度 FFAs 作用持续不同时间培养小鼠 C2C12 成肌细胞，MTT 表明 0.25 mmol/L 处理 24 h 引起细胞活性下降，认为下降的原因是 FFAs 增高导致三羧酸循环减慢和枸橼酸聚集，从而抑制细胞糖氧化、减少糖摄取量，使得酯化增强、脂解减弱，进而导致脂质在细胞内蓄积和能量供应短缺[19]。其研究结果与我们的结果不太相符，可能的原因是我们研究所用的是分化 5 天的肌管，他们的研究用的是 C2C12 细胞，肌管对脂毒性的耐受能力要比细胞好些，因此，相对低剂量的 PA 在本研究中不能引起细胞活性的下降和膜的损坏。同时还有其他研究表明 PA 还可诱导细胞凋亡：PA 通过上调还原型烟酰胺腺嘌呤二核苷酸磷酸氧化酶表达促进血管内皮细胞凋亡[20]，可进行剂量依赖性的诱导 HIT-T15 胰岛细胞的凋亡[21]；0.3 mmol/L 的 PA 在脂性培养基中孵育 24 h，增加细胞 ROS[22]，促进内皮细胞凋亡[23]。另有研究表明在成肌细胞 C2C12 和 L6 诱导分化前加入 PA 可影响肌细胞分化，但分化后再加入 PA 则不影响分化[24]。本研究是在肌管分化 5 天后进行的 PA 孵育诱导 IR，在镜下观察分化的肌管呈条索状，排除了 PA 组与对照组肌管分化程度的差异。

（二）梯度剂量 PA 孵育对 C2C12 肌管上清中 G 剩余量的影响

Reaven[25] 提出的 IR 最初的经典定义是胰岛素敏感细胞对胰岛素刺激的 G 摄取和利用的抵抗，它反映的是胰岛素刺激的 G 代谢效应。胰岛素最主要的生理效应是促进组织细胞 G 代谢，IR 最主要的特征是胰岛素介导的 G 摄取减少。因此，通过测定外周组织细胞对胰岛素刺激的 G 摄取能力可以准确地判断外周组织细胞的胰岛素敏感性。IR 时骨骼肌对 G 的摄取和利用减少，反之，胰岛素刺激的骨骼肌对 G 的摄取和利用减少则会引起 IR。目前研究表明 FFA 在骨骼肌的积聚是引起骨骼肌 IR 的重要原因[26]。因此，许多研究选用脂肪酸诱导外周组织细胞建立外周组织细胞的 IR 模型，进行 IR 的相关机制及改善 IR 的药物等作用机制的探究。Zhou Q G[9] 用 1 mmol/L PA 酯处理分化 2 天的 C2C12 肌管 48 h，结果表明 FFA 处理引起胰岛素介导的糖摄入下降，IRS-1 Ser 磷酸化增加 5 倍，IRS-1 Tyr 磷酸化下降，Akt 磷酸化下降。Chen Y[27] 用 0.25 mmol/L PA 处理 L6 肌管建立 IR 细胞模型，引起 PPAR-γ 和脂肪酸转移酶（FAT/CD36））增加，糖摄入下降。Deng Y T[28] 用 PKC 抑制剂和 PA 处理 C2C12 细胞 5 h，发现 IRS-1-Ser307 磷酸化增加，Akt、ERK1/2、p38 MAPK 和 AMPK 活性增加，糖摄入下降。不同浓度的 PA（0 mmol/L，0.25 mmol/L，0.5 mmol/L，0.75 mmol/L 和 1.0 mmol/L）处理分化 4 天的 C2C12 肌管，PA 与对照组相比均减少了胰岛素刺激的 2-DG 摄入[29]。0.75 mmol/L PA 处理 4 天的 C2C12 肌管 16 h，引起 GLUT4 mRNA 水平和糖摄入均下降[16]。0.6 mmol/L PA 作用于正常培养条件下原代培养的大鼠骨骼肌细胞 12～24 h，能显著抑制骨骼肌细胞胰岛素刺激的 G

转运，表明此模型已经对生理剂量的胰岛素产生耐受，且这种抑制作用呈剂量-时间依赖[30]。

本研究通过检测不同剂量 PA 处理组下的各孔上清中 G 剩余量，可以反映 C2C12 肌管对 G 的摄取和利用情况，并以此来鉴定 IR 模型是否建立成功。上清液中 G 剩余量的检测采用葡萄糖氧化酶-过氧化物酶法（GOD-POD 法），具有准确度高、灵敏度和稳定性良好、简单快捷、费用低廉的优点[31]，可以评价肌管在胰岛素刺激下的 G 摄取和利用能力，反映各组肌管的胰岛素敏感性，从而判断是否存在 IR。研究结果（如图 2-4 所示）提示低剂量的 PA 孵育的肌管，胰岛素刺激的上清中 G 剩余量差异不大，胰岛素敏感性无显著性变化，而随着 PA 孵育浓度的增加，时间的延长，肌管呈现对胰岛素敏感性的降低，表明高剂量的 PA 孵育肌管可引起肌管呈现 IR。

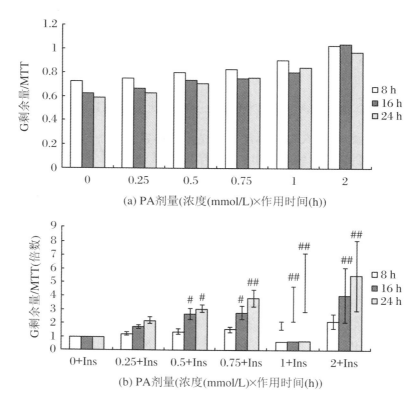

图 2-4　不同剂量 PA 孵育对 C2C12 肌管上清中非胰岛素刺激的 G 剩余量(a) 和胰岛素刺激的 G 剩余量(b)的影响

　　＃表示与同一时间点的 0＋INS 组相比有显著性差异（$p < 0.05$），＃＃表示具有极显著性差异（$p < 0.01$）。

0.5 mmol/L PA 孵育 16 h 非胰岛素刺激的 G 摄取降低，但无显著性变化，而胰岛素刺激的 G 摄取显著降低，表明 0.5 mmol/L PA 孵育 16 h 可引起分化 5 天的 C2C12 肌管产生 IR,且其胰岛素依赖的 G 剩余量较非 PA 孵育组增加 1.68 倍,其程度符合 Nature 文章[4]中界定的细胞建模的 IR 标准(胰岛素刺激的糖摄入下降要高于 50%,使其程度与临床情况相符)。根据 Reaven[27]提出的 IR 经典定义,并结合前述梯度剂量 PA 对 C2C12 肌管活性的影响的结果一起考虑,0.5 mmol/L PA 孵育分化 5 天的 C2C12 肌管 16 h 并没有引起肌管活性和膜通透性的明显改变,确定 IR 的 C2C12 骨骼肌细胞模型已建立。因此,本研究的后续研究选用 0.5 mmol/L×16 h 的 PA 孵育剂量建立 IR 的体外骨骼肌细胞模型。

五、小结

本研究采用梯度剂量的 PA 孵育分化 5 天的 C2C12 肌管,检测细胞培养液中 LDH 活性、MTT 和非胰岛素及胰岛素刺激的 G 剩余量,分析梯度剂量的 PA 孵育对肌管活性和糖摄入的影响,筛选出合适的 PA 浓度和作用时间,建立 PA 诱导的 IR 骨骼肌细胞模型。研究发现:① 低剂量的 PA 和 PA+Ins 对肌管 LDH 活性和肌管 MTT 的影响一致,与对照组相比均无显著性差异,而高剂量的 PA 则可损伤肌管膜,使肌管的生长受到明显地抑制,且这种抑制作用呈现剂量依赖性;0.75 mmol/L 以下的三个孵育时间都对肌管膜和细胞存活状况无明显影响;② 低剂量的 PA 孵育的肌管,非胰岛素刺激的上清中 G 剩余量差异不大,而胰岛素敏感性随 PA 剂量增加依赖性降低;0.5 mmol/L PA 孵育 16 h 时非胰岛素刺激的 G 摄取降低,但无显著性变化,而胰岛素刺激的 G 摄取显著降低,其胰岛素依赖的 G 剩余量较非 PA 孵育组增加 1.68 倍。由此得出结论:本研究选用的梯度剂量中,0.5 mmol/L PA 孵育 16 h 可引起分化 5 天的 C2C12 肌管产生 IR,IR 模型初步建立。

第二节　IR 模型的实用性和稳定性检验

目前,IR 机制研究的常用模型是动物 IR 模型和细胞 IR 模型两种方式。细胞模型实验操作具有更便捷、节约、快速、易于培养及重复性高等优点,因此,近年来越来越多的研究者通过建立 IR 细胞模型,来研究营养物质、药物、运动及其他干预方式对 IR 的分子机制、糖尿病及其相关并发症发生发展的病理生理机制、临床治疗以及糖尿病防治药物开发等的影响。肝脏、脂肪和骨骼肌是机体内对胰岛素敏感的主要作用部位,也是常见的 IR 细胞模型构建的来源组织。骨骼肌是胰岛素的重要靶器官,负责胰岛素刺激下 80% 的葡萄糖处置[32]。糖尿病及 IR 分子机制研究常用的骨骼肌体外研究对象主要有 C2C12 细胞、C2C12 肌管、L6 细胞、小鼠原代骨骼肌细胞 PSMC、人骨骼肌成肌细胞（HSKMM）等。目前常采用的建模诱导方式主要有高脂[7,33-36]、高胰岛素和/或高糖[7,37,38]、地塞米松[39]、碳酸镧[40]。

　　当前很多学者提出引发骨骼肌 IR 的重要原因是游离脂肪酸的蓄积[41]，因此利用棕榈酸诱导骨骼肌细胞 IR 是常见的一种造模方法。通常以检测培养上清中葡萄糖剩余量或者骨骼肌细胞或肌管中甘油三酯含量来说明建模成功与否，但并没有对所建立的模型的稳定性、实用性及所建模型 IR 所处的阶段进行其他指标的检验。因此，本节实验主要是对所构建的 IR 的细胞模型的实用性和稳定性进行相关的参数矫正，为后续探讨收缩改善 PA 诱导的 C2C12 肌管 IR 的信号机制及抗氧化应激机制的研究提供稳定的、与病理情况相关性更高的 IR 细胞模型。

一、研究材料与方法

（一）研究材料

C2C12 小鼠骨骼肌成肌细胞系，购自 ATCC。

（二）研究方法

1. C2C12 细胞的复苏、培养、传代、冻存、分化
见本章第一节相应内容。

2. PA 孵育的方法
PA 孵育方法、PA 溶液及 PA 溶液对照品的配制和 100 nmol/L 胰岛素溶液及胰岛素溶液对照品的配制，参见本章第一节相应内容。

3. 实验分组
吡格列酮（Pioglitazone，Pio）药物孵育和清洗实验分组情况如下：对照组（0 mmol/L×16 h PA 组）、PA 组（0.05 mmol/L PA×16 h 组）、PA＋Pio 1 天组、PA＋Pio 2 天组、PA＋Pio 3 天组、PA＋清洗 1 天组、PA＋清洗 2 天组、PA＋清洗 3 天组、PA＋Pio 对照 1 天组、PA＋Pio 对照 2 天组、PA＋Pio 对照 3 天组。

　　IR 肌管对生理剂量胰岛素（1 nmol/L）的反应实验分组如下：实验共分 2 个大组，PA＋Ins 1 nmol/L×1 d 组和 PA＋Ins 1 nmol/L×3 d 组。每个大组中的 PA 选择 6 个浓度梯度孵育 16 h，各形成 6 个分组，分别为：0 mmol/L 组、0.25 mmol/L 组、0.5 mmol/L 组、0.75 mmol/L 组、1.0 mmol/L 组、2.0 mmol/L 组。

　　脂毒性分析实验分组：采用梯度 PA 浓度孵育 16 h，形成 6 个分组，分别是：

0 mmol/L 组、0.25 mmol/L 组、0.5 mmol/L 组、0.75 mmol/L 组、1.0 mmol/L组、2.0 mmol/L 组。

（三）统计学方法

见本章第一节相应内容。

二、研究指标测定

（一）IR 模型参数矫正——Pio 和清洗实验

分化 5 天的 C2C12 肌管，用含 1% BSA 的低糖无血清的 DMEM 饥饿 12 h后，加入 0.5 mmol/L 的 PA 孵育 16 h 建立 IR 模型。Pio 作用实验是在 PA 孵育末分别换上含 1.5 μmol/L Pio 的 Pio 工作液或不含 Pio 的 Pio 对照品，分别干预1 天、2 天和 3 天；清洗实验是在 PA 孵育末加入完全分化培养基，分别干预 1 天、2 天和 3 天。Pio 干预和清洗实验结束后收样进行培养液上清中胰岛素刺激（100 nmol/L）的 G 剩余量的测定和细胞 MTT 检测。结果用 G 剩余量/MTT 来表示。

Pio 贮存液（25 mg/mL）配制：Pio（1 mg）溶于 0.4 mL 的 DMSO 中，有机溶剂中充入惰性气体可长期保持。

Pio 工作液（1.5 μmol/L）配制：将 2 μL Pio 贮存液用 9.355 mL 完全分化的培养基稀释，配成终浓度为 1.5 μmol/L 的 Pio 工作液。Pio 溶液对照品为不含 Pio，但含有配制 Pio 工作液等摩尔溶剂的溶液对照品。

（二）IR 模型稳定性检验——IR 肌管对生理剂量胰岛素（1 nmol/L）的反应

分化 5 天的 C2C12 肌管，用含 1% BSA 的低糖无血清的 DMEM 饥饿 12 h后，加入含梯度浓度 PA 的无酚红高糖 DMEM 孵育 16 h。造模成功后，将对照组与模型组细胞同时置于含生理剂量的胰岛素（1 nmol/L）的分化培养基培养 1 天和3 天，测定上清中 G 剩余量和 MTT。结果用 G 剩余量/MTT 来表示。

1 nmol/L 胰岛素溶液及胰岛素溶液对照品的配制：用 HEPES 缓冲溶液来溶解胰岛素，先配制 10^{-3} mol/L 的胰岛素溶液 1 mL（此时加入胰岛素 5.7 mg），然后用 HEPES 缓冲溶液稀释至 10^{-9} mol/L，即配成 1 nmol/L 含量的胰岛素溶液。HEPES 缓冲溶液配方为：136 mmol/L NaCl，4.7 mmol/L KCl，1.25 mmol/L $MgSO_4 \cdot 7H_2O$，1.2 mmol/L $CaCl_2$，0.2% BSA，20 mmol/L HEPES，pH 调至7.4。胰岛素溶液对照品为不含胰岛素的同浓度的 HEPES 缓冲溶液。充分溶解后，过滤除菌。

（三）脂毒性分析——肌管内脂质含量（油红 O 染色）

油红 O，1-[2,5-二甲基-4-(2,5-二甲基苯偶氮)苯偶氮]-2 萘酚，又称苏丹红 5B、溶剂红 27，红色粉末，是一种油溶性偶氮染料，易溶于苯、乙醇和丙酮。油红 O 可以特异地和细胞内三酰甘油结合，使细胞中的脂滴着色，但对细胞结构和细胞外脂质着色性差，因而被广泛应用于含脂组织的鉴定及脂肪细胞的研究。

油红 O 配制：称取 0.25 g 油红 O 加入 100 mL 异丙醇中，加热助溶，冷却后过滤成为原液，室温下储存，临用前取 6 mL 原液加入 4 mL 去离子水稀释(3∶2)，静置 5～10 min 后过滤，即成为工作液，工作液浓度为 0.15 g/L（现用现配，2 h 内有效）。

油红 O 染色步骤：分化 5 天的 C2C12 肌管，用含 1% BSA 的低糖无血清的 DMEM 饥饿 12 h 后，加入含梯度浓度 PA 的无酚红高糖 DMEM 孵育 16 h，吸弃培养基，PBS 冲洗 3 次，每次 3 min，加入 10%中性甲醛固定 30 min，PBS 冲洗 3 次，每次 3 min，每孔加入新鲜配制的油红 O 染液 1 mL，室温孵育 2 h，弃去染色液，用 60%异丙醇洗涤细胞 2 次，除去多余的染料；双蒸水冲洗 3 次后，晾干每孔残余的液体，一部分置于显微镜下拍照，另一部分用于测定肌管内的脂质含量：每孔加入 1 mL 含 4%的 NP-40 的异丙醇，反复吹打充分溶解细胞内的油红 O 染料，每孔取出 150 μL 于酶标板中，在酶标仪上检测 570 nm 处的吸光度。

三、研究结果

（一）Pio 药物孵育实验和清洗实验

根据梯度剂量的 PA 孵育分化 5 天的肌管对肌管上清 G 剩余量影响的结果，本研究选用 0.5 mmol/L PA 孵育 16 h 来建立 C2C12 肌管的 IR 细胞模型。为了矫正 IR 模型的相关参数，我们首先进行了连续 3 天的噻唑烷二酮类胰岛素增敏药物——Pio，药物孵育以及完全培养基清洗对此模型的作用，以使得所建模型与临床更加贴切。Pio 孵育和清洗实验结果表明：Pio 孵育可减少建模后细胞上清中 G 剩余量，孵育 2 天后与对照无显著性差异，3 天时与 PA 模型组有显著性差异（$p <$ 0.05）；用不含 Pio 药物的对照品孵育与加正常分化培养基的清洗组的效果一致：清洗 2 天时与对照组有极显著性差异（$p < 0.01$），说明此时肌管还呈 IR 状态；清洗 3 天时与对照组有显著性差异（$p < 0.05$），但与 PA 模型组相比无显著性差异（$p > 0.05$），说明清洗可以改善肌管 IR 状态，但此时肌管还是处于 IR 状态（表 2-5）。

表 2-5　Pio 药物孵育和完全培养基清洗后 IR 肌管 G 剩余量的变化
（PA 剂量：0.5 mmol/L×16 h）

组别	Pio 孵育时间（天）			
	0	1	2	3
对照组	1.0578±0.1669	—	—	—
PA 组	1.6172±0.0172**	—	—	—
PA+Pio	—	1.6053±0.0806**	1.4211±0.0793**	1.1440±0.0388#
PA+清洗	—	1.6039±0.1254**	1.5568±0.1495**	1.2456±0.1185*
PA+Pio 对照	—	1.6084±0.0793**	1.5607±0.2760**	1.3313±0.2238*

注：* 表示与对照组（0 mmol/L）相比有显著性差异（$p < 0.05$），** 表示具有极显著性差异（$p < 0.01$）；# 表示与 0.5 mmol/L PA 孵育即刻组相比有显著性差异（$p < 0.05$），# # 表示具有极显著性差异（$p < 0.01$）。

（二）IR 肌管对生理剂量胰岛素（1 nmol/L）的反应

为进一步评价此模型的稳定性，将其置于不含 PA，而加入有人体生理剂量的胰岛素（1 nmol/L）的培养基中，分别培养 1 天和 3 天，检验生理剂量的胰岛素刺激下 IR 肌管的 G 摄入情况。研究发现：本研究的建模组（0.5 mmol/L×16 h）与对照组相比，1 天及 3 天的 1 nmol/L 胰岛素刺激的 G 剩余量均显著性增加（$p < 0.05$），表明此模型在 3 天内对正常剂量的胰岛素的效应不敏感，处于 IR 状态，0.5 mmol/L PA 孵育 16 h 所建立的 IR 的细胞模型是稳定的。高浓度的 PA（0.75 mmol/L、1.0 mmol/L、2.0 mmol/L）孵育 16 h，生理剂量的胰岛素刺激后其上清中 G 剩余量与对照组相比极显著性增加（$p < 0.01$），而且 0.75 mmol/L 和 2.0 mmol/L 组 3 天刺激组与 1 天刺激组相比有显著性差异，说明此时的肌管 IR 状态比 0.5 mmol/L 组严重，即对胰岛素的敏感性更差（表 2-6）。

表 2-6　IR 肌管正常剂量胰岛素（1 nmol/L）作用后 G 剩余量/MTT 的变化

浓度 （mmol/L）	胰岛素孵育时间（天）	
	1	3
0	1.0023±0.0686	0.4121±0.0225
0.25	1.3562±0.3432	0.5339±0.0484
0.5	2.9431±0.1805*	1.5961±0.1139*
0.75	5.6646±0.4320**	2.9811±0.2460**#
1	8.5535±0.9051**	7.4369±0.8129**
2	29.5792±4.3279**	14.8668±0.7494**##

注：* 表示与同一天的 0 组相比有显著性差异（$p < 0.05$），** 表示具有极显著性差异（$p < 0.01$）；# 表示 3 天与 1 天的同一 PA 浓度组相比有显著性差异（$p < 0.05$），# # 表示有极显著性差异（$p < 0.01$）。

（三）梯度浓度 PA 孵育对 C2C12 肌管内脂质含量的影响

由表 2-7 和图 2-5 结果来看,与对照组相比,0.25～2 mmol/L PA 孵育肌管 16 h 均可引起肌管内甘油三酯含量极显著性增加,0.25～1.0 mmol/L 组的肌管脂质具有 PA 浓度依赖性,2.0 mmol/L 组的脂质有所下降。

表 2-7　梯度浓度 PA 孵育 16 h 后肌管内脂质含量的变化

浓度（mmol/L）	脂质含量
0	0.83 ± 0.02
0.25	$1.77 \pm 0.02^{**}$
0.5	$1.87 \pm 0.01^{**}$
0.75	$2.25 \pm 0.02^{**}$
1	$2.50 \pm 0.01^{**}$
2	$2.04 \pm 0.02^{**}$

注:＊＊表示与 0 mmol/L 组相比有极显著性差异（$p < 0.01$）。

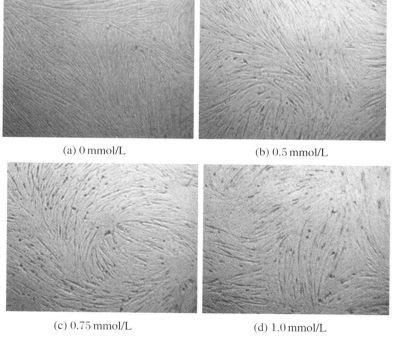

(a) 0 mmol/L　　　　　　　　　(b) 0.5 mmol/L

(c) 0.75 mmol/L　　　　　　　　(d) 1.0 mmol/L

图 2-5　梯度浓度 PA 孵育 16 h 引起 C2C12 肌管内脂质积累（100 倍）

四、分析与讨论

(一) IR 模型参数矫正

目前噻唑烷二酮 (thiazolidinediones, TZDs) 类药物是改善 IR 的代表药物，TZDs 类药物包括曲格列酮、罗格列酮、Pio。现已证明，TZDs 类药物通过增加胰岛素敏感性来刺激肌肉 G 的利用和抑制肝糖元的输出，降低血糖。其增加胰岛素敏感性的机制可能是通过提高 PI3K 经典途径的活性，从而改善 IR 所引起的一系列病理生理变化，增加外周组织对 G 的转运和利用[42]。研究表明 IR 组中加入 Pio 后，GLUT4 的相对表达量明显增高[43]。Pio 能增加 IR (PA 诱导：0.5 mmol/L，24 h) 的 HepG2 细胞 G 消耗，诱导糖酵解相关基因表达上调，促进糖酵解产物生成[44]。罗格列酮可增加高脂喂养大鼠的骨骼肌 P-AMPK、GLUT4、PPARγ 和 IRS1 的表达，提示其具有参与改善 IR、缓解脂毒性的作用[45]。罗格列酮还可使 IR 模型 C2C12 肌细胞 G 转运率增加 45.88%[46]。

由第一节的研究结果得出本实验建立的高脂诱导的与临床相关性好的初期的 C2C12 骨骼肌细胞 IR 模型的最佳方案为 0.5 mmol/L PA 孵育 C2C12 肌管 16 h，此时 C2C12 肌管对 G 的摄取量明显减少，即发生 IR，说明建模成功。为了矫正 IR 模型的相关参数，我们首先进行了连续 3 天的噻唑烷二酮类胰岛素增敏药物——Pio 药物孵育以及完全分化培养基对此模型的清洗，以使得所建模型与临床更加贴切。Pio 孵育和清洗实验结果表明 (图 2-6)：Pio 孵育 3 天组可显著性的减少建模后细胞上清中 G 剩余量，说明 Pio 可以逆转高脂引起的胰岛素作用缺陷，这符合参考文献[4]中对 IR 模型参数的 "Pio 可以逆转作用物质引起的胰岛素作用缺陷" 界定。用不含 Pio 药物的对照品孵育与加正常分化培养基的清洗实验。结果表明：清洗 3 天组与对照组有显著性差异，但与 PA 模型组相比无显著性差异，说明清洗虽然改善了肌管 IR 状态，但此时的肌管仍然处于 IR 状态。因为我们后续的研究需要进行连续 3 天的 EPS 处理，因此，我们选择的 PA 处理剂量要能够保证在后期 EPS 处理时肌管还是处于 IR 状态，但同时又与参考文献[4]中对 IR 模型参数界定的 "胰岛素作用缺陷在清洗掉处理物质时可以逆转" 的要求是相符的。如果我们的清洗实验的时间更久一些，清洗或许会完全逆转 PA 引起的肌管 IR 状态，使胰岛素的敏感性增强，这需要进一步的实验验证。

(二) IR 模型稳定性检验

为进一步评价此模型的稳定时间，将其置于不含 PA，而加入有人体生理剂量的胰岛素 (1 nmol/L) 的培养基中，分别培养 1 天和 3 天，检验生理剂量的胰岛素刺激下 IR 肌管的 G 摄入情况 (图 2-7)。研究结果表明本研究的模型组 (0.5 mmol/L × 16 h) 与对照组相比，3 天组的 1 nmol/L 胰岛素刺激后的 G 剩余量均显著性增加，表明此模型在 3 天内对正常剂量的胰岛素的效应不敏感,处于 IR 状态,因此,0.5 mmol/L PA 孵育 16 h 所建立的 IR 的细胞模型在 3 天内是稳定的。为了检验我们选用的 0.5 mmol/L PA 浓度孵育 16 h 所建立的 IR 的细胞模型是我们想要的"处于 IR 最初阶段的 IR 模型",我们又分析了更高浓度的 PA(0.75 mmol/L、1.0 mmol/L、2.0 mmol/L)孵育 16 h,结果表明生理剂量的胰岛素刺激后三个高浓度的 PA 组上清中 G 剩余量与对照组相比极显著性增加($p < 0.01$),而且

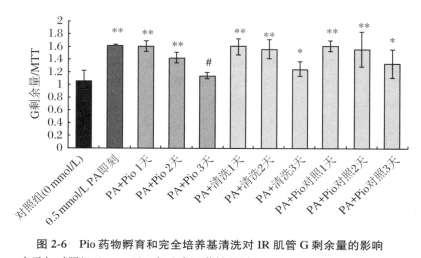

图 2-6　Pio 药物孵育和完全培养基清洗对 IR 肌管 G 剩余量的影响

　　* 表示与对照组(0 mmol/L)相比有显著性差异($p < 0.05$), ** 表示具有极显著性差异($p < 0.01$);♯ 表示与 0.5 mmol/L PA 孵育即刻组相比有显著性差异($p < 0.05$)。

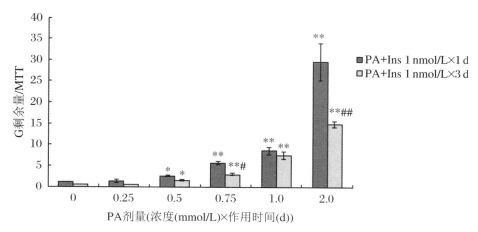

图 2-7　IR 肌管生理剂量胰岛素(1 nmol/L)作用后 G 剩余量的变化

　　* 表示与同一天的 0 组相比有显著性差异($p < 0.05$), ** 表示具有极显著性差异($p < 0.01$);♯ 表示 3 天与 1 天的同一 PA 浓度组相比有显著性差异($p < 0.05$),♯♯ 表示有极显著性差异($p < 0.01$)。

0.75 mmol/L和2.0 mmol/L组3天刺激组与1天刺激组相比有显著性差异，说明此时的肌管IR状态比0.5 mmol/L组要严重，即对胰岛素的敏感性更差。综上所述，几个方面的论证可以证实我们选用的0.5 mmol/L的PA建模剂量是孵育16 h建模时的最佳PA浓度。

（三）梯度浓度PA孵育对C2C12肌管的脂毒性检验

游离脂肪酸过多导致组织、器官的脂质异位沉积，在IR中也有重要作用。由于遗传或环境因素的影响，使得机体脂质代谢调节异常，脂肪在非脂肪细胞内如β细胞、肝脏、骨骼肌及心肌细胞等的聚积，称为脂质的异位沉积。T2DM患者中，胞内脂质累积和IR之间存在很紧密的关系，肥胖相关的IR是T2DM和心血管疾病的主要危险因素。近年的研究表明，IR与血清FFA升高和非脂肪组织中甘油三酯的异位沉积这两个环节密切相关[47]。

当前，脂肪的异位沉积，尤其是肌细胞内的脂质含量，已被认为是形成IR的重要因素。骨骼肌承担着大部分的胰岛素介导的糖处理，因此在全身能量代谢中有重要作用。骨骼肌脂质分布与含量异常，以及骨骼肌异位脂质的过度沉积，被认为是IR的关键因素之一。在肥胖、T2DM及其他代谢疾病中肌细胞内脂质积累非常高。骨骼肌胞内脂质积累似乎是随游离脂肪酸可用性、脂肪酸储存和氧化之间的结构失衡而产生的[48]。健康者进行高脂膳食能引起质膜FFA水平和肌细胞内脂质含量增加，并伴随胰岛素敏感性的下降[49]。而且，鼠来源的细胞系给予FFA孵育能导致IR和肌管内脂质累积[50]。肥胖病人全身FFA水平增加是IR发展和肌细胞内脂质积累的主要原因。脂质孵育导致骨骼肌脂质累积源于脂肪酸氧化能力下降[51]或没有能力氧化所有过量的脂肪酸[52]，从而导致多余的脂肪酸进入肌肉组织[53]。也有研究认为PA不能引起细胞脂质累积：梯度PA（0.05 mmol/L，0.1 mmol/L，0.25 mmol/L，0.5 mmol/L，1.0 mmol/L）孵育HepG2细胞6 h，细胞出现了IR，但油红O染色，细胞只轻微染色，和对照比没有显著性脂质累积。虽然PA处理后甘油三酯没有明显累积，但胞内甘油二酯含量明显增加。而油酸孵育6 h则引起胞内脂质显著性增加，镜下有明显的脂滴[54]。众多研究表明，细胞内过量脂质积累可导致细胞的脂毒性效应，从而导致细胞工作能力下降，糖脂代谢紊乱。PA引起C2C12肌管IR的同时伴随肌管数量的下降和与健康相关的肌激酶（FNDC5，CTRP15，FGF21）基因表达的损害，此研究为高浓度PA对肌管的脂毒性效应提供了理论依据[24]。PA孵育心肌细胞引起心肌内脂质累积，导致肌小节收缩能力下降，即表现为心肌的收缩功能下降[55]。0.3 mmol/L PA孵育12 h和24 h，以及0.5 mmol/L PA孵育6 h、12 h、24 h均可引起大鼠成肌细胞明显的甘油三酯沉积，导致成肌细胞糖脂代谢紊乱[56]。4 mmol/L的PA引起C2C12细胞脂毒性，表现在IL-6mRNA增加，NF-kB核转入增加，c-fox增加[57]。现在很多研究已证实，并不是肌细胞内的脂质储量，而是脂质的中间产物，如脂肪酸乙酰辅酶A、神经酰胺和甘油二酯[58]影响胰岛素信号通路。

　　本研究结果表明 PA 组细胞内的红色脂滴增加，通过异丙醇萃取的方法，定量地检测到 PA 组细胞内的甘油三酯含量极显著高于对照组（$p < 0.01$），提示 PA 诱导后，肌管内的脂类代谢发生了异常，导致 C2C12 肌管内脂质的积聚[59]。其中，0.25～1.0 mmol/L 组的肌管脂质具有 PA 浓度依赖性，2.0 mmol/L 组的脂质有所下降（图 2-8）。分析其下降的原因可能是由质膜通透性增加造成的（表 2-1）。油红 O 染色后，弃去染料，要用 60%异丙醇洗涤细胞，以除去多余的染料。因此用异丙醇清洗细胞外部染料时，由于膜通透性增加，也萃取掉了部分细胞内的脂质，从而导致 2 mmol/L 组的肌管内脂质含量稍有下降。

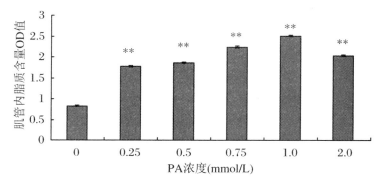

图 2-8　梯度浓度 PA 孵育 16 h 后肌管内脂质含量的变化

＊＊表示与 0 mmol/L 组相比有极显著性差异（$p < 0.01$）。

　　人骨骼肌内脂肪酸代谢的变化，尤其是脂肪酸氧化的变化可能是骨骼肌 IR 和糖代谢障碍背后的重要分子机制。肌管内脂质增加可影响骨骼肌细胞对 G 的摄取和利用，抑制糖异生和肝脏、肌肉糖原的合成与分解，在 IR 的病理过程中占重要地位[60]。因此分化的骨骼肌细胞或许是进一步研究调节脂代谢机制的合适模型[61]。

五、小结

　　本着为后续研究的开展提供与临床病理情况相关性好的 IR 细胞模型的目的，研究者对前期所建的 IR 模型进行了相关的参数矫正，增加了与病理情况的相关性，分析了所建模型的 PA 剂量对 C2C12 肌管是否存在脂毒性的影响。通过 Pio 药物孵育和完全分化培养基清洗实验，干预 1～3 天，检测培养液上清中 G 剩余量和细胞 MTT，对所建 IR 模型进行实用性检验，并采用含人体生理剂量的胰岛素（1 nmol/L）的培养基培养 1 天和 3 天，检测生理剂量的胰岛素刺激下 IR 肌管的 G 摄入情况，以确定 3 天内此模型是稳定的。最后，采用油红 O 染色法检测梯度浓度 PA 孵育 16 h 后肌管内脂质含量，分析高脂对肌管的脂毒性效应。研究发现：Pio

孵育 3 天可显著性地减少建模后细胞上清中 G 剩余量,清洗 3 天的余量显著低于对照组,但与 PA 模型组相比无显著性差异。建模组(0.5 mmol/L×16 h)3 天的 1 nmol/L 胰岛素刺激后的 G 剩余量仍显著高于对照组。油红 O 染色结果表明建模组肌管内的红色脂滴增加,细胞内的甘油三酯含量极显著高于对照组。研究结果表明:Pio 孵育可以逆转高脂引起的胰岛素作用缺陷,3 天的清洗实验改善了肌管 IR 状态,但不足以逆转肌管的 IR 状态。模型在 3 天内对正常剂量的胰岛素的效应不敏感,肌管仍处于 IR 状态。建模组(0.5 mmol/L×16 h)肌管内脂质积累,并对细胞产生了一定的脂毒性。因此,本研究采用的 0.5 mmol/L PA 孵育 C2C12 肌管 16 h 所建的 IR 模型与临床相关性好,而且该模型至少在 3 天内是比较稳定的。

参 考 文 献

[1]　Wang X,Yu W,Nawaz A,et al. Palmitate induced insulin resistance by PKCtheta-dependent activation of mTOR/S6K pathway in C2C12 myotubes[J]. Exp Clin Endocrinol Diabetes,2010,118(9):657-661.

[2]　彭恭,刘延波,李凌海,等. 棕榈酸的组织吸收分布及对骨骼肌胰岛素抵抗的影响[J].生物物理学报,2012,281(1):45-52.

[3]　付正香,牛文彦.饱和脂肪酸对骨骼肌细胞胰岛素作用的影响及其机制研究[J].天津医科大学学报,2010,16(3):366-369.

[4]　Houstis N,Rosen E D,Lander E S. Reactive oxygen species have a causal role in multiple forms of insulin resistance[J]. Nature,2006,440(7086):944-948.

[5]　Lee H M,Lee O H,Kim K J,et al. Ginsenoside Rg1 promotes glucose uptake through activated AMPK pathway in insulin-resistant muscle cells[J]. Phytother Res,2012,26(7):1017-1022.

[6]　Zhang Z,Zhao M,Wang J,et al. Establishment of insulin-resistant muscle cell model induced by tumor necrosis factor-alpha[J].Wei Sheng Yan Jiu,2010,39(2):149-151.

[7]　穆颖,季爱玲,刘寒强,等.原代培养骨骼肌细胞胰岛素抵抗模型的建立[J].现代生物医学进展,2008,8(3):433-436.

[8]　冯晓桃.蒲黄总黄酮对 C2C12 骨骼肌细胞葡萄糖代谢的影响及机制研究[D].上海:复旦大学,2011.

[9]　Zhou Q G,Hou F F,Guo Z J,et al. 1,25-Dihydroxyvitamin D im-

　　　proved the free fatty-acid-induced insulin resistance in cultured C2C12 cells[J]. Diabetes Metab Res Rev，2008，24(6)：459-464.

[10]　Hirabara S M，Curi R，Maechler P. Saturated fatty acid-induced insulin resistance is associated with mitochondrial dysfunction in skeletal muscle cells[J]. J Cell Physiol，2010，222(1)：187-194.

[11]　McGarry J D，Bantinglee Urt. Dyseruglation of fatty acid mebatolism in the etiology of type 2 dibaetes[J]. Dibaeets，2002，51(1)：7-18.

[12]　Krssak M，Falk Petersen K，Dresner A，et al. Intramyocellular lipid concentrations are correla-ted with insulin sensitivity in humans：a 1H NMR spectroscopy study[J]. Diabetologia，1999，42(1)：113-116.

[13]　Boden G. Role of fatty acids in the pathogenesis of insulin resistance and NIDDM[J]. Diabetes，1997，46(1)：3-10.

[14]　Boden G. Fatty acid-induced inflammation and insulin resistance in skeletal muscle and liver[J]. Curr Diab Rep，2006，6(3)：177-181.

[15]　蒙碧辉，舒昌达.骨骼肌胰岛素抵抗的分子机制[J].国外医学内分泌学分册，2002，22(6)：778-781.

[16]　Jové M，Planavila A，Sánchez R M，et al. Palmitate induces tumor necrosis factor-alpha expression in C2C12 skeletal muscle cells by a mechanism involving protein kinase C and nuclear factor-kappaB activation[J]. Endocrinology，2006，147(1)：552-561.

[17]　Coll T，Jové M，Rodríguez-Calvo R，et al. Palmitate-mediated downregulation of peroxisome proliferator-activated receptor-gamma coactivator 1alpha in skeletal muscle cells involves MEK1/2 and nuclear factor-kappaB activation[J]. Diabetes，2006，55(10)：2779-2787.

[18]　杨宁宁，王佑民，陈冬，等.棕榈酸致大鼠 L6 肌细胞胰岛素抵抗与 JNK1 活化的关系[J].安徽医科大学学报，2012，(3)：241-244.

[19]　胡阳黔，李静，刘坚，等.黄芪多糖通过活化 AMPK 和促进骨骼肌 FAT/CD36 转位改善成肌细胞 FFAs 代谢[J].中国病理生理杂志，2013(4)：637-640.

[20]　江海龙，苏海明，甘继宏，等.软脂酸通过上调还原型烟酰胺腺嘌呤二核苷酸磷酸氧化酶表达促进血管内皮细胞凋亡[J].中华老年心脑血管病杂志，2012，14(4)：421-424.

[21]　张林，张玫，王椿，等.FGF-21 与罗格列酮钠对棕榈酸诱导的胰岛细胞株凋亡的保护作用及机制研究[J].四川大学学报（医学版），2010，41(2)：218-221.

[22]　张丹，索琳娜，韩玲玲，等.Ghrelin 抑制棕榈酸诱导的人血管内皮细胞凋亡

[J].现代预防医学,2012,39(18):4805-4807.

[23] 江海龙,马丽群,苏海明,等.软脂酸通过丝裂原活化蛋白激酶通路促进血管内皮细胞凋亡[J].中华老年心脑血管病杂志,2012,14(8):867-870.

[24] Yang M,Wei D,Mo C,et al. Saturated fatty acid palmitate-induced insulin resistance is accompanied with myotube loss and the impaired expression of health benefit myokine genes in C2C12 myotubes[J]. Lipids Health Dis,2013,12:104.

[25] Reaven G M. Role of insulin resistance in human disease[J]. Diabetes,1988,37(12):1595-1607.

[26] Kovacs P,Stumvoll M. Fatty acids and insulin resistance in musele and liver[J]. Best Pract Res Clin Endocrinol Meta,2005,19(4):625-635.

[27] Chen Y,Li Y,Wang Y,et al. Berberine improves free-fatty-acid-induced insulin resistance in L6 myotubes through inhibiting peroxisome proliferator-activated receptor gamma and fatty acid transferase expressions[J]. Metabolism,2009,58(12):1694-1702.

[28] Deng Y T,Chang T W,Lee M S,et al. Suppression of free fatty acid-induced insulin resistance by phytopolyphenols in C2C12 mouse skeletal muscle cells[J]. J Agric Food Chem,2012,60(4):1059-1066.

[29] Zhang J,Wu W,Li D,et al. Overactivation of NF-κB impairs insulin sensitivity and mediates palmitate-induced insulin resistance in C2C12 skeletal muscle cells[J]. Endocrine,2010,37(1):157-166.

[30] 金晓明.胰岛素抵抗大鼠骨骼肌细胞蛋白激酶 B 的表达及罗格列酮的干预研究[D].沈阳:中国医科大学,2010.

[31] 张召锋,赵明,王军波,等.肿瘤坏死因子诱导大鼠 L6 细胞胰岛素抵抗模型的建立[J].卫生研究,2010,39(2):149-151.

[32] Ragheb R,Shanab G M,Medhat A M,et al. Free fatty acid-induced muscle insulin resistance and glucose uptake dysfunction:evidence for PKC activation and oxidative stress-activated signaling pathways[J]. Biochem Biophys Res Commun,2009,389(2):211-216.

[33] 陈冬,孙宏,陈明卫,等.脂联素影响骨骼肌胰岛素抵抗模型中葡萄糖转运蛋白 4 表达的研究[J].安徽医药,2014,18(9):1638-1641.

[34] 赵丹丹,穆倩倩,方心,等.降糖消渴颗粒含药血清对 C2C12 细胞胰岛素抵抗的影响[J].中华中医药杂志,2014,29(5):1577-1579.

[35] 赵玉雪.代综方干预骨骼肌细胞胰岛素抵抗及其作用机制研究[D].北京:中国中医科学院,2017.

[36] 顾业芸.二氢山奈酚衍生物调控 AMPK/PGC-1α 通路抑制骨骼肌脂质沉积

改善胰岛素抵抗的作用研究[D].重庆:第三军医大学,2017.

[37] 杨亮,迟戈,张俊,等.L6细胞胰岛素抵抗的骨骼肌细胞模型[J].中国组织工程研究与临床康复,2009,13(2):248-251.

[38] 周雪梅,田春雨,喇孝瑾,等.十子代平方水煎液对原代骨骼肌细胞胰岛素抵抗模型的影响[J].天然产物研究与开发,2016,28(7):1139-1143.

[39] 李汉兵,姚元发,莫泽君,等.基于柱前衍生化高效液相色谱法评价骨骼肌细胞胰岛素抵抗模型[J].浙江工业大学学报,2018,46(2):216-219.

[40] 付顺昆,顾燕红,乔青燕,等.碳酸镧诱导人骨骼肌细胞胰岛素抵抗模型构建[J].临床和实验医学杂志,2018,17(6):583-586.

[41] Nowotny B,Zahiragic L,Krog D,et al. Mechanisms underlyingthe onset of oral lipid-induced skeletal muscle insulin resistance in humans[J]. Diabetes, 2013, 62 (7):2240-2248.

[42] 陈永熙,王伟铭,周同,等.PPAR-γ作用及其相关信号转导途径[J].细胞生物学杂志,2006,28(3):382-386.

[43] 陈冬,陈明卫,杨宁宁,等.p38MAPK 信号通路对骨骼肌胰岛素抵抗模型GLUT4 表达的研究[J].安徽医药,2012(9):1237-1240.

[44] 宋璐璐,萧建中,邢小燕,等.过氧化物酶体增殖激活受体 γ 或 α 在改善HepG2 细胞糖代谢中的作用[J].中日友好医院学报,2011(03):167-170.

[45] 孙颖,刘毅,张捷,等.罗格列酮对高脂饲养大鼠骨骼肌 AMPK 活性的影响[J].山东大学学报(医学版),2009,47(3):48-52.

[46] 娄少颖,刘毅,陈伟华,等.蒲黄总黄酮对 Palmitate 培养下的 C2C12 骨骼肌细胞葡萄糖代谢的影响[J].上海中医药大学学报,2008,22(2):39-42.

[47] Jacob S,Machann J,Rett K,et al. Association of increased intramyocellular lipid concent with insulin resistance in lean nondiabetic offspring of type 2 diabetic subjects[J].Diabetes, 1999, 48(5):1113-1119.

[48] van Loon L J,Goodpaster B H. Increased intramuscular lipid storage in the insulin-re-sistant and endurance-trained state[J]. Pflugers Arch, 2006, 451(5):606-616.

[49] Boden G,Lebed B,Schatz M,et al. Effects of acute changes of plasma free fatty acids on intramyocellular fat content and insulin resistance in healthy subjects[J]. Diabetes, 2001, 50(7):1612-1617.

[50] Pedrini M T,Kranebitter M,Niederwanger A,et al. Human triglyceride-rich lipoproteins impair glucose metabolism and insulin signalling in L6 skeletal muscle cells independently of non-esterified fatty acid levels [J]. Diabetologia, 2005, 48(4):756-766.

[51] Hulver M,Berggren J,Cortright R,et al. Skeletal muscle lipid metabo-

lism with obesity[J]. Am J Physiol Endocrinol Metab, 2003, 284(4): E741-E747.

[52] Alkhateeb H, Chabowski A, Glatz JF, et al. Restoring AS160 phosphorylation rescues skeletal muscle insulin resistance and fatty acid oxidation while not reducing intramuscular lipids[J]. Am J Physiol Endocrinol Metab, 2009, 297(5):E1056-E1066.

[53] Bonen A, Parolin M, Steinberg G, et al. Triacylglycerol accumulation in human obesity and type 2 diabetes is associated with increased rates of skeletal muscle fatty acid transport and increased sarcolemmal FAT/CD36[J]. FASEB J, 2004, 18(10):1144-1146.

[54] Lee J Y, Cho H K, Kwon Y H. Palmitate induces insulin resistance without significant intracellular triglyceride accumulation in HepG2 cells [J]. Metabolism, 2010, 59(7):927-934.

[55] Angin Y, Steinbusch L K, Simons P J, et al. CD36 inhibition prevents lipid accumulation and contractile dysfunction in rat cardiomyocytes[J]. Biochem J, 2012, 448(1):43-53.

[56] 韩玲玲, 李佳, 陈颖, 等. 高脂环境对大鼠成肌细胞糖脂代谢的影响[J]. 中国病理生理杂志, 2011, 27(11):2156-2159.

[57] Higa J K, Panee J. Bamboo extract reduces interleukin 6 (IL-6) overproduction under lipotoxic conditions through inhibiting the activation of NF-κB and AP-1 pathways[J]. Cytokine, 2011, 55(1):18-23.

[58] Timmers S, Schrauwen P, de Vogel J. Muscular diacylglycerol metabolism and insulin resistance[J]. Physiol Behav, 2008, 94(2):242-251.

[59] 宋杰, 李静, 胡阳黔, 等. 黄芪多糖活化 AMPK 减轻游离脂肪酸对 C2C12 成肌细胞的细胞毒性[J]. 中国病理生理杂志, 2012, 29(2):298-301.

[60] Menendez J A, Vaz Quez-Martin A, Ortega F J, et al. Fatty acid synthase: association with insulin resistance, type 2 diabetes, and cancer [J]. Clin Chem, 2009, 55(3):425-438.

[61] Aas V, Rokling-Andersen M, Wensaas A J, et al. Lipid metabolism in human skeletal muscle cells: effects of palmitate and chronic hyperglycaemia[J]. Acta physiologica Scandinavica, 2005, 183(1):31-41.

第三章 收缩改善 PA 诱导的 C2C12 肌管 IR 的信号机制研究

有研究证实,较高水平的体力活动与糖尿病的患病风险呈负相关[1]。有关 T2DM 患者运动形式的选择一直是其运动处方制定争论的焦点。有氧训练具有良好的健康促进效应,能有效地改善 IR 并提高抗氧化能力,因此,有氧训练一直是 T2DM 患者所采用的主要运动形式[2]。即使单次运动,运动效应也通常可以持续数小时,甚至持续至次日[3]。由运动引起的骨骼肌细胞 G 摄取增加涉及两种机制:一种由胰岛素介导,主要是通过运动激活 PI3K 信号通路,引发 GLUT4 向细胞膜的转位,促进 G 摄取;另外一种是非胰岛素介导,主要通过运动刺激提高细胞内 AMPK 活性和钙离子水平从而引发 GLUT4 膜转位促进 G 摄取[4]。运动可以增强骨骼肌对胰岛素的敏感性,但运动是否可以直接影响胰岛素信号通路中的信号因子?运动介导的 AMPK 信号通路与胰岛素信号通路间是否存在某种关联?不同的运动方式对 IR 状态下细胞 G 摄取的关键影响因子的作用是否相同?这些问题尚未阐明。因此,在前期研究的基础上,我们更深入地研究了运动改善细胞糖摄入的机制。

本部分研究采用不同的 EPS 方案分别模拟一次运动和长期运动,分析运动对 PA 诱导的 IR 肌管的糖摄入相关通路因子影响的即刻效应和长期效应,为 IR 和糖尿病的运动防治提供了新的思路。通过分析 PA 和/或 EPS 对 AMPK 信号通路和胰岛素信号通路相关因子的影响,分析两信号通路之间的交叉效应,以期为运动改善脂质诱导的 IR、提高胰岛素敏感性提供更加详尽的机制理论基础。

第一节 EPS 参数选择的依据

糖尿病人由于肥胖和身体不适以及 IR 和糖尿病会引起骨骼肌结构和功能改变从而影响运动能力[5],使得与高强度运动相比低强度运动更加适于他们。实际上,中等强度与高强度运动同样具有提高胰岛素敏感性的作用。现有的研究表明,低强度有氧运动不仅能提高代谢水平,而且对 T2DM 患者来说更是一种安全有效的运动方式。尽管在实验和临床中广泛应用 EPS 来引起细胞反应,而且 EPS 的效应也有很多实验支持,但 EPS 引起的效应在细胞乃至分子水平的相关研究还不够深入。EPS 能引起肌肉细胞兴奋,持续 EPS 培养的分离细胞,排除了体内众多因子的干预,为研究 EPS 引起的生化和分子变化提供很好的模型。

本章节目的在于通过对相关指标的检测,筛选合适的对 IR 模型有效的 EPS 参数,为后续运动刺激影响 IR 信号通路和 AMPK 信号通路相关因子做好准备。

一、研究材料与方法

(一) 研究材料

C2C12 小鼠骨骼肌成肌细胞系,购自 ATCC。

(二) 研究方法

1. C2C12 细胞的复苏、培养、传代、冻存、分化
见第二章第一节相应内容。

2. PA 孵育的方法
六孔板培养的分化 5 天的 C2C12 肌管,用含 1% BSA 的低糖无血清的 DMEM 饥饿 12 h 后,加入 0.5 mmol/L 的 PA 溶液孵育 16 h。

3. EPS 方案
PA 孵育结束后,吸弃孵育液,每孔加入 4 mL 无酚红的高糖 DMEM 溶液,用自制的六孔板专用的 EPS 装置进行 EPS。EPS 参数为:15 V、20 ms、2 Hz。在这里根据需要选择不同 EPS 方案,EPS 方案共有两种:① 连续 3 天的 EPS,每天同一时间 EPS 60 min,EPS 后即刻收样;② 连续 3 天的 EPS,每天同一时间 EPS 60 min,末次 EPS 后 24 h 收样,然后进行各指标检测。

4. 实验分组
根据 EPS 方案和胰岛素孵育与否的不同,分为 EPS 3 d 即刻组、EPS 3 d-24 h 组,以上每个分组又分为 0 对照组(0)、EPS 组(E)、PA 孵育组(P)、PA + EPS 组 (P+E)。

(三) 统计学方法

各组数据应用 SPSS 17.0 统计软件进行分析,实验数据采用平均数 ± 标准差 (Mean ± SD)表示,并进行 ANOVA 分析。

二、研究指标测定

（一）细胞培养液中 LDH 活性和 MTT 检测

具体方法同第二章第一节所述。

（二）上清中 G 剩余量的测定

具体方法同第二章第一节所述。

三、研究结果

（一）EPS 3 d 即刻及恢复期后 IR 肌管上清中 G 剩余量的变化

本实验根据 EPS 后收样的时间点不同,分为 EPS 3 d 即刻组和 EPS 3 d-24 h 组两大实验组,本部分实验中 IR 肌管的 PA 孵育剂量全部采用 0.5 mmol/L×16 h。EPS 和 PA 对 C2C12 肌管上清中 G 剩余量的影响结果如表 3-1 所示:在两大组实验组中,P 组与对照组相比肌管上清中 G 剩余量极显著性增加($p < 0.01$),表明 PA 处理组肌管处于 IR 状态。EPS 3 d 即刻组中,P＋E 组与 P 组相比有所下降,但与对照组相比仍具有显著性($p < 0.05$),E 组与对照组相比 G 剩余量极显著性下降($p < 0.01$),且 E 组和 P＋E 组与 P 组相比均下降,且有极显著性差异($p < 0.01$);EPS 3 d-24 h 组中,E 组和 P＋E 组与对照组无差异性。

表 3-1　EPS 3 d 即刻及恢复期后肌管上清中 G 剩余量的变化

实验方案	分组			
	0	P	E	P＋E
3 d 即刻	0.7796±0.0024	0.8553±0.0040**	0.7533±0.0014**##	0.8172±0.0040*##
3 d-24 h	0.3796±0.0152▲	0.6039±0.0050**	0.3356±0.0322▲	0.4979±0.0343

注:＊表示与同一实验处理组的 0 组相比有显著性差异($p < 0.05$),＊＊表示具有极显著性差异($p < 0.01$);＃＃表示与同一实验处理组的 P 组相比有极显著性差异($p < 0.01$);▲表示 3 d-24 h 组与 3 d 即刻对应处理组间相比有显著性差异($p < 0.05$)。

（二）EPS 3 d-24 h 后 IR 肌管细胞膜完整性及细胞活性的变化

为了探明 EPS 后肌管的活性,我们测定了 EPS 3 d-24 h 后各组的 MTT 和 LDH 值。MTT 结果显示:3 d-24 h 后 E 组较 P 组显著增加($p < 0.05$),P 组比对照组降低,但无显著性变化;LDH 结果显示:其他三组与对照组相比有所增加,但无显著性变化(表 3-2)。上述结果说明在处理的全过程中,各组肌管仍具有很好的

细胞膜完整性及细胞活性。

表 3-2　EPS 3 d-24 h 后肌管 MTT 和 LDH 的变化

实验结果	分组			
	0	P	E	P+E
MTT	2.8597±0.06014	2.7928±0.0158	2.8993±0.0056#	2.8458±0.0191
LDH	394.5370±86.0598	423.8029±7.5764	421.2580±14.5354	400.8144±15.8763

注:#表示与同一实验处理组的 P 组相比有显著性差异($p<0.05$)。

四、分析与讨论

糖尿病人由于肥胖和身体不适以及 IR 和糖尿病能引起骨骼肌结构和功能改变从而影响运动能力[5],使得与高强度运动相比低强度运动更加适合他们。实际上,中等强度与高强度运动同样具有提高胰岛素敏感性的作用。O'Donovan[6]认为从能量消耗的角度来讲,对于没有运动习惯的人从事 60% 与 80% VO_{2max} 两种强度的运动 24 周,在提升胰岛素敏感性方面的作用一样。另外,有研究表明 T2DM患者每天进行步行运动能增加机体 G 的廓清率[7],如果增加低强度运动则能增加胰岛素敏感性[8]。这些研究表明低强度有氧运动能提高代谢水平,而且对 T2DM患者来说是一种安全有效的运动方式。很少有研究人员关注运动持续时间对T2DM 患者胰岛素敏感性的效应研究,然而 Houmard[9]对安静、肥胖受试者的研究发现,不管运动强度和运动量如何,每周 170 min 的运动比每周 115 min 的运动对提高胰岛素敏感性更有效。Burnstein 报道[10]T2DM 患者 60 min 步行后胰岛素敏感性增加。在运动后的 36 h 内检测胰岛素敏感性,能反映运动的长期效应,而不是最后一次运动的效应。

尽管在实验和临床中广泛应用 EPS 来引起细胞反应,而且 EPS 的效应也有很多实验支持,但 EPS 引起的效应在细胞乃至分子水平的相关研究还不够深入。EPS 能引起肌肉细胞兴奋,持续 EPS 培养的分离细胞,排除了体内众多因子的干预,为研究 EPS 引起的生化和分子变化提供非常好的模型。C2C12 细胞属于小鼠骨骼肌成肌细胞系,在分化培养基中孵育 2~4 天后开始颤搐,分化 5~6 天出现自发收缩,分化 8~14 天后,随着肌管越来越成熟,自发收缩减少[11],分化 12 天产生的肌管数目明显低于分化 8 天的。分化的 C2C12 细胞可以合成与在体骨骼肌细胞相同的蛋白质,并能完成与在体骨骼肌细胞同样的收缩。因此,本研究采用分化 5 天的肌管,进行 PA 孵育,EPS 时间最长为 3 天,以保证 EPS 后的肌管分化天数在 8 天左右,因为此时的肌管分化程度比较高,收缩活性比较强。

从 Marotta M[12]有关 EPS 参数选择的相关研究中可以得出以下结论:① EPS

(20 V、10 ms、0.5～10 Hz,直径 10 cm 培养皿)分化 6 天的 C2C12 肌管,EPS 频率为 0.5～5 Hz 时,肌管收缩具有节律性,能产生同步收缩,10 Hz 刺激时肌管收缩无节律性,这时肌管发生不完全强直收缩;② EPS 电流方向与肌管长轴(L 轴)方向平行时有节律性收缩,与 L 轴垂直(与 T 轴平行)时则无节律性收缩。说明肌管收缩具有各向异性,T 组基强度和时值都比 L 组高,说明 L 组(平行肌纤维方向)兴奋性高;③ 引起 C2C12 同步收缩的条件是:EPS 电压要大于 15 V,持续时间长于 1 ms,频率小于 10 Hz,一般在 1～3 Hz 之间。因此,依据上述研究的结论,我们在 EPS 参数选择时初步设定为:电压在 15 V 以上,频率在 0.5～5 Hz 之间。为了在 EPS 时尽量与肌管长轴方向平行,我们自制了六孔板 EPS 装置,以保证每次 EPS 对肌管的作用方向一致。

研究表明,EPS 能引起机体糖代谢的改变,而且有运动的即刻和长期效应。在体 EPS 引起糖代谢的即刻效应,比如快缩和慢缩引起肌肉糖摄取活化和肝糖原分解[13]。然而,采用长时间低频 EPS 引起的收缩活性对代谢和转录表型会产生更加深远的影响,从而引起快缩酵解型肌纤维转变成慢缩氧化型肌纤维[14]。Nedachi T[15]认为 40 V/60 mm,2 ms,1 Hz,24 h EPS 强度是研究细胞对 EPS 引起的收缩反应时的代谢改变较为合适的 EPS 参数。在我们前期的研究[16]中采用 15 V,30 ms,3 Hz 的刺激参数,EPS 分化 7 天的 C2C12 120 min 没有引起细胞膜明显损伤,并认为 EPS 能通过 AMPK 途径增加肌管糖摄入和糖转运。

结合前期的研究及预实验的摸索,本研究的 EPS 参数定为:15 V,20 ms,2 Hz。EPS 方案有两种:① 一次 EPS 60 min,EPS 即刻收样;② 连续 3 天的 EPS,EPS 即刻和 EPS 后 24 h 收样。以此来区分 EPS 的即刻效应和长期效应。

为了探明此 EPS 强度后肌管的活性,我们测定了 EPS 3 d-24 h 后各组的 MTT 和 LDH 值,实验结果显示除了 3 天的 EPS 引起细胞 MTT 显著增加外,其他各组的 LDH 和 MTT 的结果与对照相比均无显著性变化,说明在处理的全过程中,各组肌管仍具有很好的细胞活性,此 EPS 强度对肌管没有损害作用。

为了验证此 EPS 强度对 PA 诱导的 IR 肌管的有效性,我们检测了 EPS 3 d 即刻和 EPS 3 d-24 h 后各组细胞培养液中 G 的剩余量(图 3-1)。本研究发现 P 组与对照组相比肌管上清中 G 剩余量极显著性增加,表明 0.5 mmol/L PA 孵育 16 h 的肌管在随后的四天内仍处于 IR 状态。在 3 d-24 h 和 3 d 即刻两大组中,P 组的 24 h 内 G 减少量比对照组的要少,这也从另一个方面说明了 P 组处于 IR 状态。连续 3 天的 EPS 能减少上清中 G 的剩余量,促进肌管 G 的摄取,经过连续 3 天的 EPS 和 3 天 EPS 后经 24 h 的恢复期,逆转了肌管的 IR 状态。

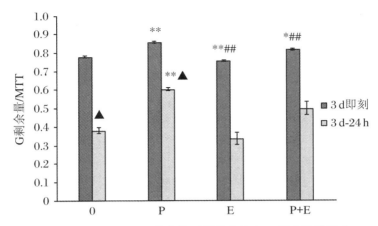

图 3-1　EPS 3 d 即刻及恢复期对肌管上清中 G 剩余量的影响

　＊表示与同一实验处理组的 0 组相比有显著性差异（$p<0.05$），＊＊表示具有极显著性差异（$p<0.01$）；♯♯表示与同一实验处理组的 P 组相比具有极显著性差异（$p<0.01$）；▲表示 3 d-24 h 组与 3 d 即刻对应处理组间相比有显著性差异（$p<0.05$）。

五、小结

　　为了探明 EPS 后肌管的活性，我们测定了 EPS 3 d-24 h 后各组的 MTT 和 LDH 值，发现 EPS 3 d-24 h 后各组的 MTT 和 LDH 值与对照组均无显著性差异。这就说明，不管是 PA 孵育处理还是 EPS 处理，亦或者 PE 和 EPS 同时处理，各组肌管仍具有很好的细胞膜完整性及细胞活性。PA 孵育导致上清液中 G 剩余量显著性增加，EPS 3 d 组则显著降低了正常肌管和 IR 肌管的 G 剩余量。由此表明 EPS 3 d 能明显改善 PA 诱导的 C2C12 肌管 IR。

第二节　PA 和/或 EPS 影响 C2C12 肌管葡萄糖摄取的机制分析

　　外周组织特别是肌肉组织的 IR 是肥胖、T2DM 和代谢综合征发病的主要机制。骨骼肌脂毒性可能是高脂导致 IR 和 T2DM 的中心环节，有研究表明脂肪酸氧化能力下降引起脂质的异位聚集，从而导致胰岛素信号的作用障碍，然而其胞内机制尚不明确且有争议[17]。IR 的原因目前尚不明确，胰岛素信号通路任一环节出现障碍都可能导致 IR 发生。运动本身可以促进肌肉摄取 G，同时又能增强胰岛素对机体的作用。运动通过 AMPK 的活化[18]和钙调蛋白依赖的蛋白激酶Ⅱ途径[19]来调节 GLUT4 膜转位和糖摄取。AMPK 是细胞能量感受器,同时又是重要的收缩作用的信号分子。有研究表明 EPS 可引起 SD 大鼠骨骼肌细胞的 AMPK 活性明显增高,EPS 可通过 AMPK 信号转导途径促进骨骼肌 GLUT4 转位,从而改善骨骼肌对 G 的摄取[20]。然而,运动是否可以直接影响胰岛素信号通路中的信号因子,运动介导的 AMPK 信号通路与胰岛素信号通路间是否存在某种关联,不同的运动方式对 IR 状态下细胞 G 摄取的关键影响因子的作用是否相同等这些问题尚未阐明。因此,本研究采用不同的 EPS 方案分别模拟一次运动和长期运动,分析运动对 PA 诱导的 IR 肌管糖摄入相关通路因子影响的即刻效应和长期效应。通过分析 PA 和/或 EPS 对运动刺激糖摄入的 AMPK 信号通路和胰岛素信号通路相关因子的影响,探讨两种信号通路之间的交叉效应,进而分析收缩改善 PA 诱导的 C2C12 肌管 IR 的信号机制。

一、研究材料与方法

(一)研究材料

C2C12 小鼠骨骼肌成肌细胞系,购自 ATCC。

(二)研究方法及指标测定

1. C2C12 细胞的复苏、培养、传代、冻存、分化
见第二章第一节相应内容。

2. PA 孵育的方法
参见本章第一节相应内容。

3. EPS 方案
PA 孵育结束后,吸弃孵育液,每孔加入 4 mL 无酚红的高糖 DMEM 溶液,用自制的六孔板专用的 EPS 装置进行 EPS。EPS 参数为:15 V、20 ms、2 Hz。EPS 方案有三种:①一次 EPS 60 min,EPS 即刻收样;② 连续 3 天 EPS,每天同一时间 EPS 60 min,EPS 后即刻收样;③ 连续 3 天 EPS,每天同一时间 EPS 60 min,末次 EPS 后 24 h 收样。收样前 30 min 加入 100 nmol/L 的胰岛素溶液或加入同溶剂的胰岛素对照品刺激,然后进行蛋白收样,检测通路上蛋白含量的变化。

4. 实验分组
根据 EPS 方案和胰岛素孵育与否的不同情况,分为 EPS 1 d 即刻 - Ins 组、EPS 1 d 即刻 + Ins 组、EPS 3 d 即刻 + Ins 组、EPS 3 d-24 h + Ins 组,以上每个分组又分为 0 对照组(0)、EPS 组(E)、PA 孵育组(P)、PA + EPS 组(P + E)。

5. 细胞收样及总蛋白提取
各孔细胞处理完毕,吸弃溶液,冷的 PBS 洗一次,然后每孔加入冷的 PBS

1 mL,刮刀刮下所有细胞于 1.5 mL 离心管,4 ℃、1800×g 离心 10 min,收集沉淀。收集同一分组的细胞至 1.5 mL 的 EP 管中,用 PBS 洗涤三次,离心去上清,加入总蛋白提取试剂 RIPA,蛋白酶抑制剂 PMSF(检测磷酸化蛋白时还需加磷酸酶抑制剂),用枪头吸打细胞,冰上冷冻放置 30 min 后,12000 r/min,4 ℃ 离心 30 min,吸取上清至新的 1.5 mL 的 EP 管中,取适量进行 WB 实验。

6. 胞核和胞膜蛋白提取

(1) 收集到细胞之后,用 PBS 洗涤三次,离心去上清;

(2) 每 10^7 个细胞加入 500 μL 的 CER 试剂,震荡重悬,冰上放置 2 min;

(3) 将细胞悬液转入预冷的玻璃匀浆器中,上下手动匀浆 30 次左右进行裂解;

(4) 将裂解混合物转移至 1.5 mL 的 EP 管中;

(5) 800×g,4 ℃ 离心 5 min,此沉淀为胞核蛋白,上清转移至新的 1.5 mL EP 管中;

(6) 沉淀中加入 500 μL 的 1/10 的 NER 试剂,悬浮沉淀;

(7) 4000×g,4 ℃ 离心 5 min;

(8) 去上清,并重复步骤(6)~(8);

(9) 去上清加入 50~100 μL 悬浮缓冲液重悬沉淀,−20 ℃ 保存;

(10) 将步骤(5)中取得的上清加入 1/10 的 MER 试剂,混匀,冰浴 5 min;

(11) 以最大转速,4 ℃ 下离心 30 min;

(12) 将上清转移至新的 1.5 mL 的 EP 管中,此为胞浆蛋白,用于定量蛋白,沉淀为胞膜蛋白;

(13) 加入 50~100 μL 悬浮缓冲液重悬沉淀,−20 ℃ 保存。

7. Western blotting

(1) SDS-PAGE 的制备:按照试剂盒说明书和检测目的条带大小来配制一定浓度的分离胶和 5% 浓缩胶,不同抗体对应的分子量及分离胶浓度如表 3-3 所示。

表 3-3　不同抗体对应的分子量及分离胶浓度

序号	抗体名称	分子量(kD)	分离胶浓度
①	兔抗 GLUT4	55	12%
②	兔抗 AMPK	62	10%
③	兔抗 Akt	60	10%
④	兔抗 p-Akt	60	10%
⑤	兔抗 P-AMPK	62	10%
⑥	兔抗 P-AS160	160	10%
⑦	兔抗 P-IRS-1	37	10%

(2) 预电泳:将凝胶放在电泳槽中,加入电泳缓冲液后进行预电泳,电压 10~20 V,时间 20~30 min;

（3）样品准备：按比例加入上样缓冲液与样品混匀，沸水煮 5 min 使蛋白变性。室温自然冷却或分装，于 -80 ℃ 保管；

（4）加样：预电泳后依次加入 Marker 及细胞样品；

（5）电泳：加样后，80 V 恒压电泳，当溴酚蓝染料前沿到达两胶交界处时，更换为 100 V 恒压电泳，直至溴酚蓝染料前沿至凝胶末端停止电泳；

（6）切胶、剪膜和滤纸：将电泳后的胶整个放入盛有电转液的玻璃皿中，按胶的尺寸裁剪膜和滤纸，在盛有甲醇的玻璃皿中激活 PVDF 膜，然后放入盛有电转液的玻璃皿中平衡；

（7）制作"三明治"：正极—海绵—双层滤纸—PVDF 膜—凝胶—双层滤纸—海绵—负极，恒压 55 V 转膜；

（8）膜的封闭：用 TBST 液洗涤 PVDF 膜 2 次，10 min/次，然后放入 5% 脱脂奶粉封闭液内，振动摇床，室温封闭 2 h 或 4 ℃ 过夜；

（9）一抗孵育：按说明书推荐的倍数稀释一抗，室温摇床（70 r/min）孵育 2 h 或 4 ℃ 过夜；

（10）一抗孵育结束后，用 TBST 洗涤膜 3 次，10 min/次。

（11）二抗孵育：二抗稀释 5000~10000 倍，室温摇床（70 r/min）孵育 1 h。

（12）TBST 洗涤膜 3 次，10 min/次。

（13）ECL 化学发光，显影，定影：将 ECL 液覆盖到膜表面，放置 3 min 后，包好，放入 X-光片夹中，在暗室中再取出 X-光片放在膜上，关上 X-光片夹，根据信号的强弱适当调整曝光时间。曝光完成后将 X-光片迅速浸入显影液中，待出现明显条带后，即刻取出浸入定影液中，以胶片透明为止，用自来水冲去残留的定影液后，室温下晾干；

（14）将胶片进行扫描或拍照，用图像处理软件进行目的条带的灰度分析。

（三）统计学方法

各组数据应用 SPSS17.0 统计软件进行分析，实验数据采用平均数 ± 标准差（Mean ± SD）表示，并进行 ANOVA 分析。

二、研究结果

（一）EPS 和/或 PA 对 C2C12 肌管胰岛素信号通路和运动刺激糖摄入的 AMPK 信号通路相关蛋白表达的影响

1. EPS 和/或 PA 处理后 C2C12 肌管胰岛素刺激的 Phospho-IRS-1-Ser[307] 的变化

EPS 和/或 PA 对 C2C12 肌管胰岛素刺激的 Phospho-IRS-1-Ser[307] 的影响如图 3-2 所示。1 d 即刻组：与 0 组相比，E 组极显著下降，P + E 组极显著性升高（$p <$

0.01)；E 组和 P＋E 组与 P 组相比均有显著性变化。3 d 即刻组：E 组和 P＋E 组与 0 组相比均显著性下降（$p<0.05$）；E 组与 P 组相比显著性下调（$p<0.05$）。3 d-24 h 组：与 0 组相比，E 组极显著下降，P＋E 组极显著性升高（$p<0.01$）；E 组与 P 组相比极显著性下降（$p<0.01$）。P 组与相应对照组相比无显著性变化。

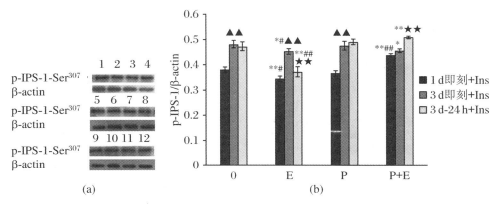

图 3-2　不同组别 C2C12 肌管胰岛素刺激后 p-IRS-1-Ser[307] 蛋白表达的变化

（a）图从上到下依次为 1 d 即刻（0、E、P、P＋E）、3 d 即刻（0、E、P、P＋E）、3 d-24 h（0、E、P、P＋E）。（p-IRS-1-Ser[307]（相对 OD）= p-IRS-1-Ser[307]（OD）/β-actin（OD））。（b）图中，＊ 表示与同一实验处理组的 0 组相比有显著性差异（$p<0.05$），＊＊ 表示具有极显著性差异（$p<0.01$）；♯ 表示与同一实验处理组的 P 组相比有显著性差异（$p<0.05$），♯♯ 表示具有极显著性差异（$p<0.01$）；▲▲ 表示 3 d 即刻与 1 d 即刻对应处理组间相比有极显著性差异（$p<0.01$）；★★ 表示 3 d-24 h 组与 3 d 即刻对应处理组间相比有极显著性差异（$p<0.01$）。

3 d 即刻组的 0 组、E 组和 P 组胰岛素刺激的 IRS-1 磷酸化较 1 d 即刻组相比均有极显著性的升高。3 d-24 h 组的 E 组和 P＋E 组胰岛素刺激的 IRS-1 磷酸化较 3 d 即刻组相比均极显著性变化（$p<0.01$）。

2. EPS 和/或 PA 处理后 C2C12 肌管胰岛素刺激的 Akt 和 Phospho-Akt-Ser[473] 的变化

EPS 和/或 PA 对 C2C12 肌管胰岛素刺激的 Akt 的影响各组间均无显著性变化（表 3-4），说明 EPS 和/或 PA 均不能引起 Akt 蛋白含量改变。

表 3-4　不同组别 C2C12 肌管胰岛素刺激后 Akt 蛋白表达的变化

实验方案	分组			
	0	E	P	P＋E
1 d 即刻	0.3247 ± 0.0096	0.3229 ± 0.0106	0.3213 ± 0.0108	0.3518 ± 0.0079
3 d 即刻	0.3342 ± 0.0078	0.3228 ± 0.0129	0.3111 ± 0.0034	0.3391 ± 0.0252
3 d-24 h	0.3749 ± 0.0101	0.3488 ± 0.0160	0.3771 ± 0.0213	0.3473 ± 0.0047

EPS 和/或 PA 对 C2C12 肌管胰岛素刺激的 Akt 磷酸化程度（p-Akt/Akt）的

影响如图 3-3 所示。1 d 即刻组各组与 0 组相比均无显著性变化($p>0.05$),与 P 组相比,E 组和 P+E 组显著增加($p<0.05$)。3 d 即刻组的 P 组较 0 组显著下降($p<0.05$),E 组和 P+E 组均较 P 组极显著增加($p<0.01$)。3 d-24 h 组的 E 组较 0 组显著性增加($p<0.05$),而 P 组则极显著下降($p<0.01$),E 组和 P+E 组均较 P 组极显著增加($p<0.01$)。

3 d-24 h 组的 P 组胰岛素刺激的 Akt 磷酸化程度较 3 d 即刻 P 组下降,且具有非常显著性差异($p<0.01$),其他各组均无显著性改变;3 d 即刻与 1 d 即刻各组间也无明显差异。

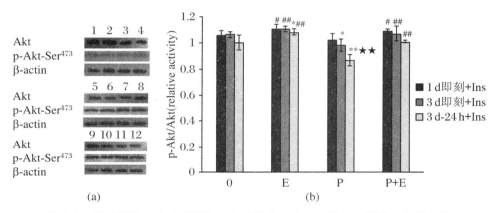

图 3-3　不同组别 C2C12 肌管胰岛素刺激后 p-Akt-Ser^{473}/Akt 蛋白表达的变化
　(a)图从上到下依次为 1 d 即刻(0、E、P、P+E)、3 d 即刻(0、E、P、P+E)、3 d-24 h(0、E、P、P+E)。(p-Akt-Ser^{473}(相对 OD)= p-Akt-Ser^{473}(OD)/Akt(OD))。(b)图中,＊表示与同一实验处理组的 0 组相比有显著性差异($p<0.05$),＊＊表示具有极显著性差异($p<0.01$);♯表示与同一实验处理组的 P 组相比有显著性差异($p<0.05$),♯♯表示具有极显著性差异($p<0.01$);★★表示 3 d-24 h 组与 3 d 即刻对应处理组间相比有极显著性差异($p<0.01$)。

3．EPS 和/或 PA 处理后肌管胰岛素刺激的 AMPK 和 Phospho-AMPK-Thr^{172} 的变化

EPS 和/或 PA 对 C2C12 肌管胰岛素刺激的 AMPK 的影响各组间均无显著性变化(表 3-5),说明 EPS 和/或 PA 均不能引起 AMPK 蛋白含量改变。

表 3-5　不同组别胰岛素刺激的 C2C12 肌管胰岛素刺激后 AMPK 蛋白表达变化

实验方案	分组			
	0	E	P	P+E
1 d 即刻	0.3458 ± 0.0029	0.3563 ± 0.0029	0.3343 ± 0.0039	0.3595 ± 0.0030
3 d 即刻	0.3436 ± 0.0065	0.3371 ± 0.0046	0.3238 ± 0.0030	0.3412 ± 0.0058
3 d-24 h	0.3632 ± 0.0130	0.3513 ± 0.0090	0.3313 ± 0.0037	0.3498 ± 0.0035

EPS 和/或 PA 对 C2C12 肌管胰岛素刺激的 AMPK 磷酸化程度(p-AMPK/

AMPK)的影响如图 3-4 所示,各实验处理组的 p-AMPK 蛋白的表达和 AMPK 磷酸化程度的变化趋势基本一致:与对照组相比,EPS 可使其上调,PA 则可使其下调。1 d 即刻的 E 组和 P 组与 0 组相比有显著性改变($p<0.05$);与 P 组相比,其他各组均极显著增加($p<0.01$)。3 d 即刻组的 E 组较 0 组显著增加($p<0.05$),P 组较 0 组下降,但无显著性;E 组较 P 组极显著增加($p<0.01$)。3 d-24 h 组的 E 组和 P+E 组较 0 组极显著性增加($p<0.01$),而 P 组显著下降($p<0.05$),其他各组均较 P 组极显著增加($p<0.01$)。

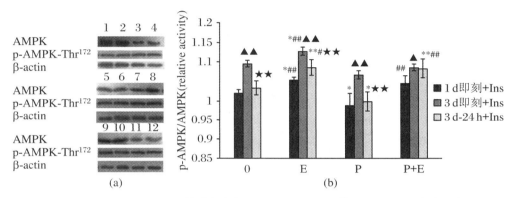

图 3-4　不同组别 C2C12 肌管胰岛素刺激后 p-AMPK-Thr^{172}/AMPK 蛋白表达的变化

　　(a)图从上到下依次为 1 d 即刻(0、E、P、P+E)、3 d 即刻(0、E、P、P+E)、3 d-24 h(0、E、P、P+E)。(p-AMPK-Thr^{172}(相对 OD) = p-AMPK-Thr^{172}(OD)/AMPK(OD))。(b)图中,＊表示与同一实验处理组的 0 组相比有显著性差异($p<0.05$),＊＊表示具有极显著性差异($p<0.01$);♯表示与同一实验处理组的 P 组相比有显著性差异($p<0.05$),♯♯表示具有极显著性差异($p<0.01$);▲表示 3 d 即刻与 1 d 即刻对应处理组间相比较有显著性差异($p<0.05$),▲▲表示具有极显著性差异($p<0.01$);★★表示 3 d-24 h 组与 3 d 即刻对应处理组间相比有极显著性差异($p<0.01$)。

　　由图 3-4 可知:3 d 即刻各组 AMPK 磷酸化程度均较 1 d 即刻各组间显著增加。3 d-24 h 组与 3 d 即刻组相比均下降,且 0 组、E 组和 P 组在两大实验组间有极显著性差异($p<0.01$)。

4. EPS 和/或 PA 处理后 C2C12 肌管胰岛素刺激的 Phospho-AS160-Thr^{642} 的变化

AS160 是 Akt 作用的底物,同时也是 AMPK 下游的作用因子。EPS 和/或 PA 对 C2C12 肌管胰岛素刺激的 Phospho-AS160-Thr642 的影响如图 3-5 所示。各实验处理组的 AS160 磷酸化蛋白表达的趋势基本一致:EPS 可上调其表达,PA 则可下调其表达。与 0 组相比,1 d 即刻的 E 组显著性上调($p<0.05$)、P+E 极显著性上调($p<0.01$)AS160 的磷酸化,P 组则使其表达极显著性下降($p<0.01$);与 P 组相比,其他各组此蛋白表达均极显著增加($p<0.01$)。3 d 即刻各组的变化趋势与 1 d 即刻各组基本一致,不同点在于 3 d 即刻组的 E 组变化幅度较大,而 P+E 组

的变化幅度较小。3 d-24 h组的E组较0组极显著性增加($p<0.01$),而P组则显著下降($p<0.05$),P+E组与对照无显著性差异;与P组相比,E组蛋白含量极显著升高($p<0.01$),P+E组显著性增加($p<0.05$)。

由图3-5可知:3 d即刻各组AS160的磷酸化蛋白表达均较1 d即刻各组间极显著增加($p<0.01$),从升高的幅度上来讲,EPS导致的两组间的升高幅度更大(约为对照组和P组增加幅度的2.5倍)。同时,3 d-24 h组与3 d即刻组相比均极显著性升高($p<0.01$),从升高的幅度上来讲,EPS导致的两组间的升高幅度较小(约为对照组和P组增加幅度的80%)。PA引起的蛋白表达在三大实验组间与对照变化趋势一致。

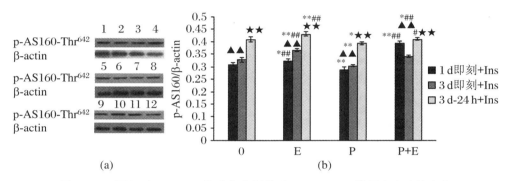

图3-5　不同组别C2C12肌管胰岛素刺激后p-AS160-Thr^{642}蛋白表达的变化

(a)图从上到下依次为1 d即刻(0、E、P、P+E)、3 d即刻(0、E、P、P+E)、3 d-24 h(0、E、P、P+E)。(p-AS160-Thr^{642}(相对OD) = p-AS160-Thr^{642}(OD)/β-actin(OD))。(b)图中,＊表示与同一实验处理组的0组相比有显著性差异($p<0.05$),＊＊表示具有极显著性差异($p<0.01$);♯表示与同一实验处理组的P组相比有显著性差异($p<0.05$),♯♯表示具有极显著性差异($p<0.01$);▲▲表示3 d即刻与1 d即刻对应处理组间相比较有极显著性差异($p<0.01$);★★表示3 d-24 h组与3 d即刻对应处理组间相比有极显著性差异($p<0.01$)。

(二)EPS和/或PA处理后非胰岛素刺激和胰岛素刺激的C2C12肌管膜GLUT4蛋白表达的变化

如表3-6和图3-6所示,不论有没有胰岛素刺激,与0组相比,E组和P+E组GLUT4蛋白表达均增加,P组均极显著性降低,P+E组的GLUT4的蛋白表达量介于P组和E组之间。非胰岛素刺激组中,E组GLUT4蛋白含量较P组极显著性增加($p<0.01$),而P+E组与P组相比虽有增加,但无显著性差异(p>0.05)。胰岛素刺激组中,E组和P+E组GLUT4蛋白含量较P组极显著性增加($p<0.01$)。

胰岛素刺激组的GLUT4蛋白表达较非胰岛素刺激的对应组均极显著性增加($p<0.01$),但与正常培养组的胰岛素刺激与非胰岛素刺激的变化幅度相比,PA

表 3-6 EPS 和/或 PA 处理后非胰岛素和胰岛素刺激的 C2C12 肌管膜 GLUT4 蛋白表达的变化（$\times 10^7$）

实验方案	分组			
	0	E	P	P + E
1 d 即刻(− Ins)	2.3380 ± 0.1052	$3.6258 \pm 0.12778^{**\#\#}$	$1.5226 \pm 0.0354^{**}$	$1.6229 \pm 0.0327^{**}$
1 d 即刻(+ Ins)	$4.1332 \pm 0.1501^{\bullet\bullet}$	$4.1685 \pm 0.1699^{\#\#\bullet\bullet}$	$1.9362 \pm 0.2373^{**\bullet\bullet}$	$3.4533 \pm 0.0492^{**\#\#\bullet\bullet}$
3 d 即刻(+ Ins)	$5.2802 \pm 0.1122^{\blacktriangle\blacktriangle}$	$6.6775 \pm 0.1354^{**\#\#\blacktriangle\blacktriangle}$	$2.2624 \pm 0.1585^{**\blacktriangle}$	$5.0861 \pm 0.2422^{\#\blacktriangle}$
3 d-24 h(+ Ins)	$3.1250 \pm 0.1194^{\bigstar}$	$4.3047 \pm 0.2786^{\bigstar}$	$2.1788 \pm 0.0823^{**}$	$4.1286 \pm 0.0880^{**\#\#\bigstar\bigstar}$

注：＊＊表示与同一实验处理组的 0 组相比具有极显著性差异（$p < 0.01$）；＃＃表示与同一实验处理组的 P 组相比有极显著性差异（$p < 0.01$）；▲表示 3 d 即刻与 1 d 即刻对应处理组间相比有极显著性差异（$p < 0.01$）；●●表示 1 d 即刻 + Ins 组与 − Ins 组有极显著性差异（$p < 0.01$）；★表示 3 d-24 h 组与 3 d 即刻对应处理组间相比较有极显著性差异（$p < 0.05$），▲▲表示具有极显著差异（$p < 0.05$）；★★表示 3 d-24 h 组与 3 d 即刻对应处理组间相比有极显著性差异（$p < 0.01$）。

组胰岛素刺激的 GLUT4 蛋白表达明显受到抑制,P+E 组胰岛素刺激的蛋白表达与正常培养组变化幅度比较接近。

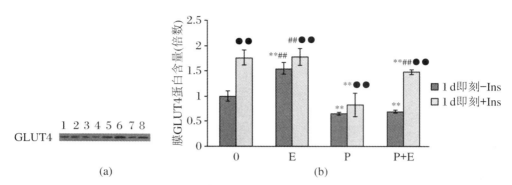

图 3-6　EPS 1 d 即刻后非胰岛素和胰岛素刺激的 C2C12 肌管膜 GLUT4 蛋白表达的影响

(a)图从左到右依次为 1 d 即刻−Ins(0、E、P、P+E)、1 d 即刻+Ins(0、E、P、P+E)。＊＊表示与同一实验处理组的 0 组相比有极显著性差异($p < 0.01$);♯♯表示与同一实验处理组的 P 组相比有极显著性差异($p < 0.01$);●●表示 1 d 即刻+Ins 组与−Ins 组间相比有极显著性差异($p < 0.01$)。

如表 3-6 和图 3-7 所示:各实验处理组的 EPS 和/或 PA 对 C2C12 肌管胰岛素刺激的肌管膜 GLUT4 蛋白含量的影响趋势基本一致:与 0 组相比,E 组和 P+E 组均上调其表达,PA 则可下调其表达,P+E 组的 GLUT4 的蛋白表达量介于 P 组和 E 组之间。与 0 组相比,1 d 即刻组的 P+E 组极显著性上调($p < 0.01$) GLUT4 的蛋白表达,而 E 组则无显著性增加;3 d 即刻组的 E 组极显著性上调($p < 0.05$)

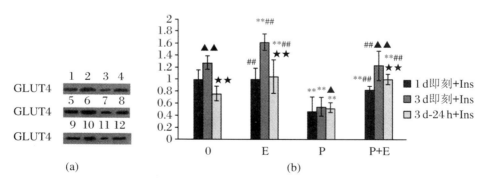

图 3-7　不同组别 C2C12 肌管胰岛素刺激后膜 GLUT4 蛋白表达的变化

(a)图从上到下依次为 1 d 即刻(0、E、P、P+E)、3 d 即刻(0、E、P、P+E)、3 d-24 h(0、E、P、P+E)。(b)图中,＊＊表示与同一实验处理组的 0 组相比有极显著性差异($p < 0.01$);♯♯表示与同一实验处理组的 P 组相比有极显著性差异($p < 0.01$);▲表示 3 d 即刻与 1 d 即刻对应处理组间相比有显著性差异($p < 0.05$),▲▲表示具有极显著性差异($p < 0.01$);★★表示 3 d-24 h 组与 3 d 即刻对应处理组间相比有极显著性差异($p < 0.01$)。

GLUT4 的蛋白表达,而 P+E 组其表达增加但无显著性;3 d-24 h 的 E 组和 P+E 组 GLUT4 的蛋白表达均极显著性增加($p<0.01$)。本部分三大实验组中 P 组均较对照组极显著性下调膜 GLUT4 的蛋白表达($p<0.01$)。

由图 3-7 可知:3 d 即刻各组 GLUT4 膜蛋白表达均较 1 d 即刻各组间显著增加,从升高的幅度上来看,EPS 导致的两组间的升高幅度较大(约为对照组和 P 组增加幅度的 1.5 倍),PA 孵育组变化幅度较小(约为对照组和 P 组增加幅度的 20%)。同时,3 d-24 h 组与 3 d 即刻组相比均极显著性降低($p<0.01$),从降低的幅度上来看,EPS 导致的两组间的降低幅度较大(约为对照组和 P 组增加幅度的 1 倍),PA 孵育组变化幅度较小(约为对照组和 P 组增加幅度的 3.7%)。PA 引起的膜 GLUT4 蛋白的表达在三大实验组间与对照无差异。

四、分析与讨论

(一) PA 引起 C2C12 肌管胰岛素信号通路障碍

外周组织特别是肌肉组织的 IR 是肥胖、T2DM 和代谢综合征发病的主要机制。骨骼肌脂毒性可能是高脂导致 IR 和 T2DM 的中心环节,有研究表明脂肪酸氧化能力下降引起脂质的异位沉积,从而导致胰岛素信号的作用障碍,然而其胞内机制尚不明确且有争议[17]。IR 的原因目前尚不明确,胰岛素信号通路任一环节出现障碍都可能导致 IR 发生。

IR 主要是以胰岛素受体后水平抵抗(信号障碍)为主。胰岛素主要通过 IRS-1-PI3K-PKB(Akt)-AS160-GLUT4 途径促进 G 摄入。有研究表明高游离脂肪酸导致脂质中间代谢产物积累(包括三酰甘油、二酰甘油、长链酰基 CoA 和神经酰胺)[17],这些中间产物活化丝氨酸/苏氨酸激酶(包括 PKC,JNK 和 IKK),引起 IRS-1 的丝氨酸残基磷酸化,从而活化 IRS-1,导致胰岛素信号通路下游信号分子的活性下降。研究表明梯度浓度的 PA(0 mmol/L,0.25 mmol/L,0.5 mmol/L,0.75 mmol/L,1.0 mmol/L)孵育分化 4 天的 C2C12 肌管 16 h,引起胰岛素刺激的 IRS 磷酸化增加 1.8 倍[17]。PA 呈剂量依赖性下调 C2C12 肌管胰岛素刺激的 G 摄取和消耗,下调胰岛素刺激的 Akt Thr[308] 和 Ser[473] 位点的磷酸化,但对 PI3K-p85 的表达或 PI3K 活性无影响[21]。Akt 是 PI3K 信号通路下游受体蛋白激酶的主要靶点,在多数情况下,Ser[473] 位点磷酸化水平可以代表 Akt 的磷酸化程度[22,23]。PA 能引起胰岛素刺激的质膜 Akt 蛋白的募集及 Akt 磷酸化下降,这与胰岛素刺激的 G 转运下降息息相关[24]。长时间(24 h)用梯度浓度的饱和脂肪酸 PA 处理 C2C12 细胞,诱导产生的 IR 存在剂量依赖性,表现在胰岛素刺激的 Akt 磷酸化的活性呈梯度下降,使得 PI3K/Akt 信号下降[25]。磷酸化的 Akt 又磷酸化其底物蛋白 AS160(Akt Substrate 160)。AS160 属 Rab-GTP 激活蛋白,又称 TBC1D4,可在多个丝氨酸/苏氨酸位点上被 Akt 磷酸化,在骨骼肌胰岛素介导的 GLUT4 转位和糖摄取中发挥作用，其在运动引起的糖转运中也发挥重要作用，是 AMPK 的下游[26]。GLUT4 是最主要的 G 转运体，安静时绝大多数存在于细胞内的囊泡膜上，一般情况下不能发挥转运 G 的作用。当胰岛素或运动刺激时，GLUT4 转位至细胞外膜，与 G 结合并发生结构改变，从而将 G 转运进入细胞。刺激过后通过内吞作用，多数 GLUT4 又恢复到原来的结构和位置。因此，骨骼肌细胞外膜上 GLUT4 的数量和活性，决定了机体对 G 的摄取和利用[27]。GLUT4 的内存活性降低、胰岛素刺激后细胞内膜向细胞膜的转位减少、GLUT4 mRNA 和蛋白含量的减少是发生 IR 时 GLUT4 可能存在的几方面的改变。FFA 可从多个方面抑制 GLUT4 介导的 G 摄取。0.25 mmol/LPA 培养 16 h 建立 IR 模型组细胞较正常细胞 GLUT4 表达下调，同时 PI3K、p85、Akt、IRS-1、mRNA 表达量均下调[28]。IR 综合征引起广泛的健康危害并带来极大的经济负担，因此，寻找 IR 的解决方案刻不容缓。

研究结果表明，采用 0.5 mmol/L PA 孵育 C2C12 肌管 16 h 所构建的 IR 模型呈现胰岛素信号通路的障碍。作为胰岛素信号的起始端，检测了 IRS-1 Ser^{307} 磷酸化，发现 PA 对胰岛素刺激的 IRS1-p-Ser 没有显著性影响。为了研究胰岛素信号下游标志物的变化，检测了 Akt 和 AS160 的磷酸化，结果表明 PA 降低了胰岛素刺激的 p-Akt 和 p-AS160，而对 Akt 蛋白含量无影响。不论有没有胰岛素刺激，P 组均极显著性降低了 GLUT4 蛋白含量。PA 组胰岛素刺激组的 GLUT4 蛋白表达较非胰岛素刺激组极显著性增加。但与正常培养组的胰岛素刺激与非胰岛素刺激的变化幅度相比，PA 组胰岛素刺激的 GLUT4 蛋白表达明显受到抑制。同时，P 组与对照组相比肌管上清中 G 剩余量极显著性增加。上述结果表明 PA 处理组肌管处于 IR 状态，且 PA 孵育建立的模型组 C2C12 肌管存在明显的胰岛素信号通路障碍。

（二）EPS 通过 AMPK 信号通路的活化促进骨骼肌糖摄取

美国的糖尿病预防计划和芬兰糖尿病预防研究都证实，增加运动可以有效延缓甚至预防糖尿病高危人群 T2DM 的发生，也可延缓 T2DM 病人的疾病进展和预防并发症[29]。运动本身可促进肌肉摄取 G，同时又增强胰岛素对机体的作用。运动通过 AMPK 的活化[18]和钙调蛋白依赖的蛋白激酶Ⅱ途径[19]来调节 GLUT4 膜转位和糖摄取。因此，与运动相关的 G 摄取的信号分子主要有钙调蛋白、PKC 和 AMPK，其中 AMPK 是细胞能量感受器，细胞内 AMP/ATP 比值增加可使其 α 亚基 Thr^{172} 发生磷酸化而激活。研究证实运动/收缩能激活大鼠[30]、小鼠[31]和人骨骼肌[32] AMPK 活性，因此，AMPK 是重要的收缩作用的信号分子。在离体大鼠骨骼肌，肌肉收缩引起的 AMPK 活性升高与 G 转运增加之间有较强的相关性[33]。另有研究显示 AS160 可能参与激活 AMPK 诱导的 G 摄取[34]。AS160 是 Akt 的底物，同时其基因序列中存在可被 AMPK 磷酸化的位点，因此，AS160 是胰岛素和

AMPK 信号通路的交汇点[35]，是调节 GLUT4 运输的重要蛋白。

有研究表明 EPS 可引起 SD 大鼠骨骼肌细胞的 AMPK 活性明显增高，EPS 可通过 AMPK 信号转导途径促进骨骼肌 GLUT4 转位，从而改善骨骼肌对 G 的摄取[20]。10 周无负重有氧游泳运动干预提高了普通膳食喂养的大鼠骨骼肌 p-AMPKα 水平，提示骨骼肌 AMPKα 活性的增加可能是大鼠骨骼肌对规律耐力运动产生适应的重要机制[36]。6 周、75% VO$_{2max}$ 强度的有氧跑台训练显著增强骨骼肌细胞 p-AS160-Thr^{642} 的活性、增强 GLUT4 表达、促进 GLUT4 向细胞膜转移并促进骨骼肌细胞对 G 的摄取和利用[37]。Frosig[38] 对正常受试者进行 3 周的耐力训练，研究发现其骨骼肌细胞 p-AS160 水平和 GLUT4 表达均显著上调。提示有氧运动可能是通过增强 AS160 磷酸化活性，促进 GLUT4 蛋白表达和膜转运增加的。然而也有研究表明健康受试者进行 60 min 运动并未引起 AS160 磷酸化的增加[39]，EPS 骨骼肌 60 min 能促进细胞糖摄入，但 AS160 磷酸化只是瞬间变化[40]。不同的 EPS 方式对机体糖摄入的影响亦不相同。研究表明持续 EPS 24 h（14 V、50 Hz、1 ms，双向脉冲）能使得 GLUT4 转录显著增加，糖摄取和氧化代谢增加，而 LDH 表达没变化[41]。此结果与受过长时间训练的大鼠（6 周引起肌肉功能增强）变化类似，而一次急性运动则不能引起大鼠上述指标任何变化[42]。因此，有氧运动是否经由 AMPK-AS160-GLUT4 通路来增强机体对 G 的摄取和利用还有待于进一步研究确定，不同的运动方案对通路的影响机制可能不同。

本研究采用三种 EPS 方案（1 d 即刻、3 d 即刻和 3 d-24 h）模拟急性运动和周期耐力运动，研究 EPS 对 AMPK 信号通路中 AMPK 的影响，并通过检测 AMPK 下游的 AS160 的磷酸化变化和 GLUT4 膜转位，本研究结果认为 EPS 影响肌管 G 摄入的机制可能与 AMPK-AS160-GLUT4 途径有关。结果表明：EPS 均可以增加 AMPK 磷酸化蛋白的表达，且多次 EPS 较一次 EPS 的即刻效应对 AMPK 磷酸化蛋白的表达及其磷酸化程度的影响更大，经 24 h 恢复后，3 d-24 h 组的 AMPK 磷酸化蛋白的表达及其磷酸化程度较 3 d 即刻组均有所下降，但仍较 1 d 即刻组要高。所有 EPS 方案均不能引起 AMPK 蛋白含量的明显改变，分析其原因可能是长期训练和运动的即刻效应对 AMPK 磷酸化蛋白的表达及其磷酸化程度均有影响，而且两者呈现效应叠加。

AS160 是 Akt 作用的底物，同时也是 AMPK 下游的作用因子。本研究结果表明，与对照组相比，所有的 EPS 方案均能明显上调正常培养的肌管的 AS160 磷酸化蛋白表达。多次 EPS 较一次 EPS 的即刻效应对 p-AS160 蛋白表达的影响更大，经 24 h 恢复期后，3 d-24 h 组的 p-AS160 蛋白的表达较 3 d 即刻组 EPS 对其的影响较对照组小。分析其原因可能是长期训练更能促进 p-AS160 蛋白表达，虽然长期运动 24 h 后肌管内 AS160 的磷酸化蛋白还在持续合成，但 EPS 促进其合成的效应减弱了。

为了验证胰岛素对 GLUT4 的膜转位的效应，将 EPS 1 d 即刻组分为 1 d 即刻

－Ins 组和 1 d 即刻＋Ins 组。结果表明:EPS 组和对照组的胰岛素刺激的 GLUT4 蛋白表达较非胰岛素刺激的对应组均极显著性增加,不论胰岛素刺激与否,EPS 均可增加膜上 GLUT4 的蛋白含量,说明胰岛素和一次 EPS 均可增加 GLUT4 蛋白表达,但 EPS 组胰岛素刺激的与非胰岛素刺激的蛋白表达的差值与对照组相比没有同幅度增加,表明虽然 EPS 和胰岛素对 GLUT4 影响的信号转导机制不同,但两者对 GLUT4 膜转位的影响上没有叠加效应。与对照相比,1 d 即刻的 EPS 组膜 GLUT4 含量无明显改变,3 d 即刻和 3 d-24 h 组则明显增加。说明一次 EPS 不足以引起正常培养的肌管膜 GLUT4 的含量明显变化,多次 EPS 即刻及恢复期均对 GLUT4 膜转位有正向促进作用。不同 EPS 方案之间的比较发现:多次 EPS 较一次 EPS 的即刻效应对 GLUT4 膜蛋白表达的影响更大,经 24 h 恢复期后,GLUT4 膜转位有所下降,且膜转位的恢复受 EPS 效应的撤除影响较大。分析其原因可能是 GLUT4 蛋白表达受运动的即刻效应影响较大,多次运动即刻 GLUT4 膜转位最大的原因是运动的即刻效应和长期运动训练的效应叠加的结果。运动后恢复期则通过内吞作用,使多数 GLUT4 又恢复到原来的结构和位置,运动增加肌管 GLUT4 的表达效应并使胰岛素敏感性在 24 h 内消失。因此,长期的有规律的运动对维持机体胰岛素敏感性是必要的。本部分研究结果表明 EPS 可通过改变 AMPK-AS160-GLUT4 途径促进肌管的糖摄入,而且多次运动对上述 AMPK 信号通路的影响效果优于一次运动,运动期间摄取的 G 量高于恢复期,其原因或许与恢复期 GLUT4 归位导致的膜上糖转运载体的含量下降有关。

(三)胰岛素信号通路与 AMPK 信号通路的交叉效应

IR 和糖尿病能引起骨骼肌结构和功能改变从而影响患者的运动能力[5],同时在许多糖尿病的动物模型和 T2DM 患者的相关研究中已证实运动能增强胰岛素敏感性,增强机体的糖摄入[43,44],AMPK 在运动引起的代谢调节中有作用,AMPK 已经成为治疗 T2DM 的一个很有前景的分子靶点[45]。在分子水平,AMPK 和胰岛素信号通路间有很复杂的关系。比如,据报道 AMPK 能调节 IRS-1 和 Akt/PKB,而胰岛素和 Akt 对 AMPK 活性具有负性影响。AMPK 活化能提高胰岛素敏感性,可能是通过活化 PI3K-Akt 途径来提高 G 的摄入来实现的[46]。因此,胰岛素信号通路与 AMPK 信号通路存在交叉效应,然而,两者之间相互关系还存在分歧,且尚缺乏其作用机制有效实验研究。

1. PA 对 AMPK 蛋白含量及其活性的影响

AMPK 是能量代谢的总开关,对细胞内能量的变化反应灵敏,从而保持能量的动态平衡。骨骼肌表达较高的是 AMPKα2 亚基,其生物活性调节的过程主要通过空间结构改变和磷酸化修饰进行调节,其中 AMPKα2 亚基上第 172 位苏氨酸的磷酸化是维持 AMPK 生物活性最重要的反应[47]。AMPK 是一种重要的蛋白激酶,调节机体内糖、脂质、蛋白质代谢,与 IR 的发生发展密切相关,但是只有

AMPKα2 的活性才与 IR 存在一定的联系[48-50]。有研究表明二甲基双胍和罗格列酮在调节机体的代谢能力、治疗 T2DM 时部分通过 AMPK 途径发挥作用[51-53]。因此，作为细胞感受器，AMPK 及其信号通路，可能是治疗肥胖相关的 T2DM 的药物靶点[54]。

IR 状态下 AMPKα2 活性被抑制，AMPKα2 的活化可以改善 IR，降低甘油三酯和 FFAs 含量，减轻脂毒性[55,56]。高浓度 PA 孵育(2 mmol/L，12 h)能增加肌细胞内脂质含量和 AMPK 的磷酸化，降低胰岛素刺激的 G 转运和 GLUT4 转位，及使 AS160 磷酸化下降，PA 撤除并不能改变 IR 的状态及相关指标的变化[57]。在高脂膳食组老鼠的 AMPK 的活性下降[58]，FFAs 处理(0.25 mmol/L，24 h)导致 AMPK 磷酸化显著下降[59]，0.2 mmol/L PA 组处理 48 h 显著下调 AMPKα1 亚基的表达，引起胰岛细胞功能损伤[60]，0.3 mmol/L PA 处理 12 h，AMPK、mRNA 表达未见明显改变，p-AMPK 蛋白水平明显降低，高脂组 p-AMPK/AMPK 相对蛋白水平显著低于对照组[61]，同时，脂质孵育 24 h 后细胞内 AMP/ATP 比值下降，ATP 含量不变[62]。

本实验研究采用 0.5 mmol/L PA 孵育 C2C12 肌管 16 h，在 PA 孵育结束后 1 h(对应 1 d 即刻组)、3 d(对应 3 d 即刻组)、4 d(对应 3 d-24 h 组)收样检测 AMPK、p-AMPK 蛋白含量，分析 p-AMPK 及 p-AMPK/AMPK(反应 AMPK 磷酸化程度)。研究发现 PA 孵育后各时间组 AMPK 蛋白含量均无显著性改变，p-AMPK 蛋白的表达和 AMPK 磷酸化程度显著下调。说明此剂量 PA 孵育引起 C2C12 肌管 IR 的同时，使得 AMPK 活性降低，AMPK 活化程度可能与 PA 诱导的肌管 IR 有关。

2. EPS 对 IRS-1 和 Akt 活性的影响

AMPK 是重要的收缩促进糖摄入的运动信号分子，然而与运动和糖摄入相关的 AMPK 途径与胰岛素信号通路之间亦具有交叉作用。在分子水平，AMPK 与胰岛素信号通路间的关系比较复杂：AMPK 能够上调或下调与 IRS-1 相结合的 PI3K 和 Akt 的活性，而胰岛素和 Akt 能够下调 AMPK 的活性[46]。应用 AMPK 特异性激活剂，可使培养的骨骼肌细胞[63]和在体实验大鼠骨骼肌组织[64]的胰岛素刺激后 G 转运能力增加，提示 AMPK 激活具有胰岛素增敏效应。运动既可以激活骨骼肌细胞 AMPK 信号转导通路，也可以激活 PI3K/Akt 信号通路，从而促进骨骼肌细胞 GLUT4 膜转位和 G 摄取，仅抑制其中一条信号转导通路不能阻止 GLUT4 转位。

24 周游泳运动可改善由高脂饮食诱导的 IR，其治疗机制可能与降低血液中 FFA 水平，减轻骨骼肌中脂质异位沉积以及促进 AMPK 活化有关[61]。Jakobsen 等首次报道了 AMPK 与 IRS-1 之间存在直接相互作用的证据，发现 AMPK 可磷酸化 IRS-1 的 Ser^{789} 位点[65]。对 IR 动物模型的研究发现，AMPK 激活可引起 IR 肌肉 G 摄入增加，且不通过胰岛素信号转导途径[36]，与 IRS-1 有直接的相互作用关系。多数在体和离体实验均表明，AMPK 介导的 G 摄取是胰岛素依赖和非依赖作用机制的叠加效应[4]。但它们之间复杂的交叉作用还有待更深入细致的研究。反复运动训练可以使一些关键信号蛋白，如 AMPK、AS160 以及对胰岛素信号敏感的 GLUT4 的表达增加或活性增强，从而提高胰岛素敏感性[66]，这种现象在骨骼肌细胞中表现的尤为明显[67]。研究表明 Akt-AS160 活性的增强可能是运动促进骨骼肌 GLUT4 转运的重要机制。运动对 Akt 活性的影响有两种相反的观点。健康受试者骨骼肌细胞 Akt-AS160-GLUT4 信号蛋白的活性随自行车运动的运动强度和时间的增加而显著上升[68]。另有研究发现当大鼠进行跑台运动后或分离的大鼠骨骼肌离体收缩后[34]，其骨骼肌细胞 Akt-AS160-GLUT4 信号转导活性均显著增加[69]。但是也有研究发现耐力性运动，包括骨骼肌离体或原位收缩，均未观察到 Akt 蛋白表达增加或 Akt 磷酸化活性的增强[70,71]。肌肉收缩对 Akt 的活化作用是短暂的、快速的，可被 PI3K 抑制剂抑制[72]。因此，上述研究结果有分歧的原因可能与运动的形式、强度和时间等不同而导致的 Akt-AS160 对运动的反应不一致有关。

本研究采用 1 d 即刻组、3 d 即刻组和 3 d-24 h 组三种 EPS 方案模拟一次运动即刻、耐力即刻及耐力训练恢复后对胰岛素信号通路的胰岛素敏感因子的影响。此部分主要阐述 EPS 对正常肌管 IRS-1 和 Akt 两个因子的影响，EPS 对胰岛素信号通路 Akt 下游的几个因子的影响已在第 3 部分讨论，在此不再赘述。本部分研究结果表明，与对照组相比，3 d 即刻组可引起胰岛素刺激的 p-IRS-1-Ser 显著下降，其他两组极显著性下降。一次 EPS 即刻 IRS-1 的磷酸化蛋白表达的影响较小，而多次 EPS 可增加其蛋白含量；多次 EPS 经 24 h 恢复后可使得 IRS-1 的磷酸化蛋白表达恢复，且其变化幅度较其他两个运动即刻组大。说明 IRS-1 的磷酸化受运动刺激的影响比较大，运动撤除后其磷酸化慢慢恢复到对照水平。与对照组比，EPS 不能引起总 Akt 蛋白含量变化。研究采用 pAkt/Akt 来表示 C2C12 肌管 Akt 磷酸化程度，发现 EPS 即刻组均不能改变 Akt 磷酸化活性及磷酸化程度，3 d-24 h 组则使其显著性增加，3 d 即刻与 1 d 即刻、3 d-24 h 与 3 d 即刻的组间无显著性差异。上述结果表明 Akt 对运动即刻效应的反应较差，而耐力运动后恢复期内可激活其活性，发挥增强胰岛素敏感性的功能，而且不同的 EPS 方案对 Akt 磷酸化程度影响没有差异。本部分研究结果表明 EPS 可通过改变 IRS-1 磷酸化作用而改变肌管对胰岛素的反应能力，而在运动的恢复期可以通过 IRS-1-Akt 通路的活化作用于胰岛素通路，发挥运动促进糖代谢的效应。

（四）EPS 改善 PA 诱导的 IR 肌管糖摄入能力的机制分析

胰岛素依赖的和非胰岛素依赖的刺激因子（如运动、肌肉收缩）都可促进骨骼肌 G 的转运。两者联合作用，对 G 摄入的影响相互叠加[73]。运动能减弱 IR 并改善糖代谢，运动对糖代谢有两种不同的影响：一次运动的影响和长期训练的影响。规律运动能正向调节胰岛素信号通路[74]，规律运动对胰岛素敏感性的影响来自一次运动和长期训练的结合。一次能引起糖原耗竭的运动也能增加糖尿病人运动后 12～16 h 的糖处理能力,且能持续 2 天左右[75],而持续运动一周则能增加胰岛素介导的糖代谢和糖耐量。一次运动首先由于骨骼肌的收缩效应引起非胰岛素依赖的糖摄入增加(持续数分钟至数小时),然后是增加胰岛素作用,引起胰岛素依赖的糖转运和糖原合成增加(数小时至数天)[76]。本研究通过 0.5 mmol/L 的 PA 孵育 C2C12 肌管 16 h 建立 IR 的细胞模型,然后采用 1 d 即刻、3 d 即刻和 3 d-24 h 三种 EPS 方案,模拟一次运动即刻、耐力即刻及耐力训练恢复期,研究 EPS 对 IR 模型组肌管的胰岛素信号通路的胰岛素敏感因子及 AMPK 信号通路的运动信号因子的影响,分析 EPS 改善 PA 诱导的 IR 肌管糖摄入的机制,以期进一步完善运动防治 IR 和 T2DM 的相关理论,并为 IR 的药物学靶点的研究提供一定的理论依据。

1. EPS 通过活化胰岛素信号通路及下游相关因子改善 PA 诱导的肌管 IR

本研究通过检测培养液上清中 G 剩余量来探究 EPS(3 d 即刻和 3 d-24 h)和/或 PA 孵育对 G 摄入量的影响。本研究结果表明 P 组与对照组相比肌管上清中 G 剩余量呈极显著性增加,表明 PA 处理组肌管处于 IR 状态。EPS 3 d 即刻组中,P+E 组与 P 组相比有所下降,但仍未达到对照组水平;EPS 3 d-24 h 组中,P+E 组虽较对照组高但无显著性差异。上述结果说明 EPS 能刺激 IR 肌管的 G 摄取,经过连续 3 d 的 EPS 和 24 h 的恢复期,逆转了肌管的 IR 状态。

研究表明,4 周运动干预通过降低 IRS-1 Ser[307] 磷酸化水平改善 10 周高脂膳食引起的 IR 大鼠胰岛素敏感性[77]。也有研究表明,6 周、75% VO$_{2max}$ 的有氧运动对 IRS-1 基因和蛋白表达无显著影响[78]。杨风英[78] 采用 5 天/周、1 h/天、75% VO$_{2max}$ 强度的有氧跑台运动,发现此有氧运动能明显降低高脂膳食诱导的小鼠空腹血清胰岛素水平,抑制 IRS-1-Ser[307] 和 IRS-1-Ser[636/639] 的磷酸化活性,提高了其 G 耐受能力,从而增强胰岛素信号通路敏感性;但对 IRS-1 基因和蛋白表达无显著影响。本研究 IRS-1 Ser[307] 磷酸化水平在所有实验组中,P+E 组均高于对照组,而 P 组与对照组则无显著性差异,表明对 IR 的肌管进行 EPS,不论是一次 EPS 还是长期 EPS 均会导致 p-IRS 的增加。此效应与正常细胞 EPS 对 p-IRS 的影响相反。3 d 即刻组的 P+E 组与 1 d 即刻组无显著性变化,说明 p-IRS 受即刻效应影响,而与训练长短无关。3 d-24 h 组 P+E 组胰岛素刺激的 IRS-1 磷酸化与 3 d 即刻组相比极显著性增加,说明长期训练恢复期后反而使其表达量增加。说明经 PA 孵育后的肌管在运动后 24 h(或无运动刺激组的持续恢复期)IRS 持续活化。

一次运动干预可以通过增加 PI3K 磷酸化水平[79]、Akt 磷酸化水平及蛋白与基因表达[80],来改善高脂饮食诱发的 IR 大鼠对胰岛素的敏感性。一次游泳运动后 3 h、6 h 两组 Akt 磷酸化水平较高,18 h 和 24 h 组未检测到;6 周游泳耐力运动后 6 h、18 h 两组 Akt 磷酸化水平较高[81]。表明不同的运动方式,运动后恢复期 Akt 磷酸化的峰值出现的时间不同。本研究观察到 Akt 磷酸化程度在所有实验组中,P+E 组均高于 P 组,而与对照组无显著性变化,且 3 d 即刻组与 1 d 即刻组,

3 d-24 h组与3 d即刻组相比均无差异。说明不管EPS方式如何,EPS都会提高IR肌管的Akt活性。

　　Akt的底物蛋白AS160属Rab GTP激活蛋白,可以在多个Ser/Thr位点上被Akt、AMPK等激酶磷酸化,在IRS-1-(PI3K)-PKB/Akt-AS160信号途径调控G转运中起着重要作用[82]。该蛋白不仅仅参与胰岛素信号通路,还具有运动敏感性,它是组织细胞内信号通路中一个关键的信号汇聚点[42,83],其参与调节细胞内GLUT4的膜转位,受到运动、AMPK、CAMKII、PKC等因素的影响。因此,AS160蛋白的发现为多角度研究IR的发生机制提供了可能。然而目前有关运动对其蛋白表达及其磷酸化活性的研究结果尚存有争议。研究发现4周高脂饮食可以诱导IR大鼠骨骼肌细胞AS160蛋白表达升高,且有氧运动则可使其表达显著降低[84],然而临床研究发现,肥胖和T2DM患者的骨骼肌细胞内AS160蛋白表达与正常受试者并没有显著性差异,而胰岛素刺激的AS160-Thr[642]磷酸化明显下降。李慧阁[37]的研究表明高脂组小鼠骨骼肌AS160基因和蛋白表达均无显著性变化,p-AS160-Thr[642]蛋白显著性降低,6周强度为75% VO_{2max}的有氧运动可使得AS160磷酸化水平得以恢复。6周有氧运动明显增强高脂诱导的IR小鼠骨骼肌细胞p-AS160-Thr[642]的表达,并且显著提高IR小鼠骨骼肌细胞GLUT4基因和蛋白表达[37]。目前关于高脂引起IR的骨骼肌细胞内AS160的相关研究报道还不多见,关于影响PKB/Akt/AS160活性的因素尚存有争议,尤其是在IR状态下对骨骼肌组织中Akt/AS160信号变化情况的研究报道还不一致。

　　本研究结果表明,在所有实验组中,P+E组AS160磷酸化水平均显著高于P组,较对照组显著性增加或无差异(3 d-24 h组)。3 d即刻P+E组AS160的磷酸化蛋白表达较1 d即刻各组均极显著降低,说明初次运动应激促使IR的肌管p-AS160蛋白表达增加,运动适应后AS160磷酸化活化对运动的敏感性下降。联系p-IRS的结果,分析随着EPS时间的延长及长期EPS恢复期IR肌管AS160磷酸化降低的原因可能与此时IRS-1持续活化有关。然而EPS却使得胰岛素通路的因子IRS-1和AS160之间的Akt处于正常活化状态,这使得这三者机制的信号传递变得复杂起来,我们猜想或许长期EPS导致另一个信号因子改变,而这个因子的改变起到抑制AS160活化的作用,这需要更进一步的实验研究来验证。

　　运动可有效增加骨骼肌组织的细胞膜GLUT4的数量,增加细胞内GLUT4的囊泡数量,对糖尿病人的治疗有积极的作用和意义[85]。游泳运动可能通过提高骨骼肌GLUT4 mRNA的表达改善IR[86]。首先我们选用一次EPS即刻的EPS方式,分析了胰岛素对1 d即刻各组GLUT4膜转位的影响。研究结果表明,不论有没有胰岛素刺激,P+E组的GLUT4的蛋白表达量均介于P组和E组之间。但是,与正常培养细胞的胰岛素刺激与非胰岛素刺激的变化幅度相比,P+E组胰岛素刺激的蛋白表达改变幅度与正常培养肌管的变化幅度比较接近,比IR肌管显著增加。说明P+E组的GLUT4膜转位对胰岛素的敏感性恢复到了对照组的水平。

然后根据 EPS 方式不同分为三大实验组,研究胰岛素刺激下,一次及长期运动和/或 PA 孵育对 GLUT4 膜转位的影响。实验结果显示:各实验处理组的 P+E 组的 GLUT4 的蛋白表达量均大于 P 组,与共同实验组的对照组相比,1 d 即刻的 P+E 组显著性低于其对照组,3 d 即刻组与其对照无差异,3 d-24 h 组显著高于其对照组,且 1 d 即刻的 P+E 组 GLUT4 膜含量最低,3 d 即刻组的膜含量最高。说明一次 EPS 对 IR 的肌管有很好的促进其膜转位的作用,但没有恢复到正常水平,3 d 即刻组完全逆转了 IR 肌管的 GLUT4 膜转位水平,运动后 24 h 恢复期 GLUT4 可能通过内吞回到囊泡中储存,P+E 组肌管的回归速度较对照组慢些,但比 P 组 GLUT4 回归的速度要快。说明长期训练可以使得运动后恢复期 GLUT4 周转速率加快,促进其快速回归。

2. EPS 通过激活 AMPK 增加 IR 肌管糖摄入

运动和肌肉收缩由兴奋-收缩偶联介导,促进骨骼肌糖转运,并与细胞内 Ca^{2+} 浓度增加及 AMPK 活性增强有关[73]。研究认为,运动/骨骼肌收缩通过提高线粒体能量,改善线粒体能量代谢来提高胰岛素敏感性[87,88]。AMPK 在细胞代谢中具有多效性,收缩可引起 AMPK 活化,介导肌纤维 G 摄取,过量表达 AMPK 也能提高由高胰岛素和高脂引起的细胞胰岛素敏感性[89]。能活化 AMPK 的药物被广泛应用于提高胰岛素敏感性。现今有关运动影响胰岛素信号通路的相关研究的体外实验设计主要是通过加入 AICAR(AMPK 激活剂)来活化 AMPK 进行的。研究表明 AICAR 不能降低肌细胞内脂质含量,但能增加 PA 氧化、胰岛素刺激的 G 转运、GLUT4 转位及 AS160 磷酸化水平[57]。PA 孵育(0.45 mmol/L)非肥胖者的肌管 60 min 引起胰岛素刺激的 Akt 磷酸化下降,AS160(Akt 底物)磷酸化下降,而 AICAR 能改变上述变化[90]。PA 处理(1.6 mmol/L×5 h)大鼠趾长伸肌引起 IR,PA 孵育最后 60 min 加入 2 mmol/L AICAR 完全改变了 PA 对糖原合成和 G 转运的效应,同时伴随 AMPK 的活化,但不能改变糖原合成酶的活性和其磷酸化能力,而且 AMPK 抑制同时能阻止 AICAR 的效应。因此,AMPK 活化改善脂质诱导的 IR 或许有其他的代偿机制,AMPK 或许是治疗 IR 的可能分子靶点[91]。

长期有氧游泳运动可以提高高脂大鼠骨骼肌 p-AMPKα 水平,提示运动延缓高脂大鼠 IR 形成的机制可能与骨骼肌 AMPKα 的活化有关[36]。AMPK 能直接增加肌肉 GLUT4 转位[17],在糖尿病病理条件下,耐力训练极有可能通过能量敏感性通路 AMPK-GLUT4 葡萄糖转运机制极大地促进骨骼肌糖摄取能力[92]。本研究所有实验组中,P+E 组 AMPK 磷酸化程度均高于 P 组,与对照组相比无差异或显著性增加(3 d-24 h 组),说明 EPS 能提高 IR 肌管的 AMPK 的活性并达到对照组的水平。或者我们可以这样解释:EPS 对 IR 肌管的 AMPK 的激活与肌管的 IR 状态无关,即 EPS 对 IR 肌管的 AMPK 的激活机制与胰岛素信号通路无关。3 d 即刻和 3 d-24 h 的 P+E 组 AMPK 磷酸化程度均较 1 d 即刻 P+E 组显著增加,说明长期训练比一次运动对 AMPK 磷酸化蛋白的表达及其磷酸化程度的影响更大。

3 d-24 h 组与 3 d 即刻组相比均下降，但仍较 1 d 即刻组要高，尤其是 E 组和 P＋E 组比对照组和 P 组下降的幅度要小。分析其原因可能是长期训练和运动即刻的效应对 AMPK 磷酸化蛋白的表达及其磷酸化程度均有影响，而且两者的效应叠加。对于有训练的 E 组和 P＋E 组，运动对 AMPK 的活化的影响在运动后 24 h 依然存在。

本研究以运动可以改善胰岛素信号通路、AMPK 信号因子与胰岛素信号因子之间有交叉作用、不同运动形式对影响糖摄入的影响因子的效应不同等理论为基础，采用三种 EPS 方案分别模拟一次运动和长期运动，分析运动的即刻效应和长期效应对 PA 诱导的 IR 肌管的糖摄入影响（图 3-8），以细胞模型为基础，从新角度阐明不同运动形式改善脂质诱导的 IR 的信号发生机制。通过分子机制的研究可以发现新的类似运动效应的药物治疗靶点，以阻止、逆转或者延缓 IR 的病理进程，并为不适合运动的糖尿病患者运动替代疗法提供理论依据。本研究为 IR 和糖尿病的运动防治提供了新的思路。

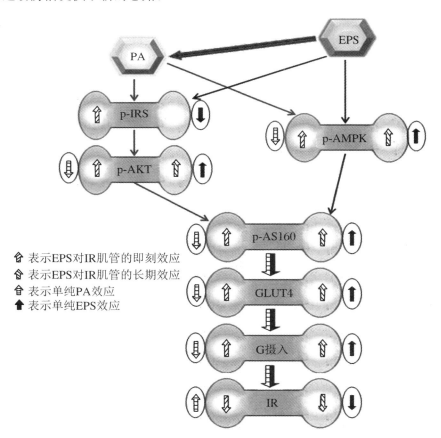

图 3-8　EPS 改善 PA 诱导的 C2C12 肌管 IR 的信号机制

五、小结

本研究采用不同的 EPS 方案分别模拟一次运动和长期运动,分析运动对 PA 诱导的 IR 肌管糖摄入相关通路因子影响的即刻效应和长期效应。通过分析 PA 和/或 EPS 对运动刺激糖摄入的 AMPK 信号通路和胰岛素信号通路相关因子的影响,探讨两信号通路之间的交叉效应。研究发现:PA 孵育不影响 p-IRS-1 活性,但能显著降低 p-Akt、p-AS160、p-AMPK 和膜 GLUT4 蛋白含量,三个分组的 EPS 均能显著性下调正常肌管(EPS 组与 0 组比较)或上调 IR 肌管(P+E 组与 P 组比较)的 p-IRS-1 活性,增加 p-Akt、p-AS160、p-AMPK 和膜 GLUT4 蛋白含量。胰岛素刺激组的 GLUT4 蛋白表达较非胰岛素刺激的对应组均非常显著性增加。3 d 即刻组较 1 d 即刻组胰岛素刺激的 p-IRS-1 极显著性的升高、p-AMPK 极显著增加(其他组)或下降(P+E 组)、p-AS160 极显著性的升高和膜 GLUT4 极显著性的升高(其中 P 组升高无显著性差异),而 p-Akt 无显著性变化。3 d-24 h 组与 3 d 即刻组相比胰岛素刺激的 p-IRS-1 极显著性的下降(E 组)或增加(P+E 组)、p-AMPK 极显著下降(0 组、P 组、E 组)(p < 0.01)、p-AS160 极显著性增加和膜 GLUT4 极显著性的下降,而 p-Akt 无显著性变化。本研究得出以下结论:① 胰岛素和运动对 GLUT4 膜转位影响的分子机制虽有所不同,但胰岛素信号通路与 AMPK 信号通路存在交叉效应:PA 可通过降低 AMPK 磷酸化程度影响肌管的糖摄入水平,EPS 也可通过下调胰岛素刺激的 p-IRS、上调 p-Akt—p-AS160—GLUT4 膜转位信号机制改善 IR 肌管的胰岛素敏感性,运动和胰岛素对 C2C12 肌管的糖摄入相关通路因子的影响具有叠加效应。② 一次 EPS 和多次 EPS 均不同程度的影响刺激后即刻和恢复 24 h 后 PA 诱导的 IR 肌管的糖摄入相关通路因子的表达。IRS-1 的活化受运动的即刻效应的影响比较大;初次运动对 AS160 磷酸化的影响较大,多次和长期运动使这种影响的程度有所降低;Akt 的活化及其磷酸化程度不受运动形式的影响,运动即刻及恢复期后其活性均出现增加;而两种形式的运动均可引起 AMPK 的活化及其磷酸化程度增加,且具有叠加效应;一次运动即刻组可提高 GLUT4 膜转位对胰岛素的敏感性,运动 3 d 即刻组完全逆转了 IR 肌管的膜转位水平,3 d 运动后经 24 h 恢复期,GLUT4 膜蛋白可能经内吞作用回到囊泡中。

参 考 文 献

[1]　Beavers K M, Brinkley T E, Nicklas B J. Effect of exercise training on chronic inflammation[J]. Clinica Chimica Acta, 2010, 411(11):

785-793.

[2] 张献辉,李娟,崔洪成,等.有氧运动、抗阻训练与 2 型糖尿病康复[J].中国康复医学杂志,2010,25(5):479-483.

[3] 陈巍,李娟,陈庆合.运动促进骨骼肌功能康复改善代谢综合征的研究进展[J].中国康复医学杂志,2012,27(6):577-582.

[4] Hamada T,Arias E B,Cartee G D. Increased submaximal insulin-stimulated glucose uptake in mouse skeletal muscle after treadmill exercise[J]. Journal of Applied Physiology,2006,101(5):1368-1376.

[5] Zeitler P S,Nadeau K J. Insulin Resistance:Childhood Precursors and Adult Disease[M]. Switzerland:Humana Press,2008:265.

[6] O'Donovan G,Kearney E M,Nevill A M,et al. The effects of 24 weeks of moderate-or high-intensity exercise on insulin resistance[J]. Eur J Appl Physiol,2005,95(5/6):522-528.

[7] Yamanouchi K,Shinozaki T,Chikada K,et al. Daily walking combined with diet therapy is a useful means for obese NIDDM patients not only to reduce body weight but also to improve insulin sensitivity[J]. Diabetes Care,1995,18(6):775-778.

[8] Lampman R M,Schteingart D E. Effects of exercise training on glucose control,lipid metabolism,and insulin sensitivity in hypertriglyceridemia and non-insulin dependent diabetes mellitus[J]. Med Sci Sports Exerc,1991,23(6):703-712.

[9] Houmard J A,Tanner C J,Slentz C A,et al. Effect of the volume and intensity of exercise training on insulin sensitivity[J]. J Appl Physiol,2004,96(1):101-106.

[10] Burstein R,Epstein Y,Shapiro Y,et al. Effect of an acute bout of exercise on glucose disposal in human obesity[J]. J Appl Physiol,1990,69(1):299-304.

[11] Cooper S T,Maxwell A L,Kizana E,et al. C2C12 co-culture on a fibroblast substratum enables sustained survival of contractile,highly differentiated myotubes with peripheral nuclei and adult fast myosin expression[J]. Cell Motil Cytoskeleton,2004,58(3):200-211.

[12] Marotta M,Bragós R,Gómez-Foix A M. Design and performance of an electrical stimulator for long-term contraction of cultured muscle cells [J]. Biotechniques,2004,36(1):68-73.

[13] Derave W,Ai H,Ihlemann J,et al. Dissociation of AMP-activatedprotein kinase activation and glucose transport in contracting slow-twitch muscle

[J]. Diabetes，2000，49(8)：1281-1287.

[14]　Pette D，Düsterhöft S. Altered gene expression in fast-twitch muscle induced by chronic low-frequency stimulation[J]. Am J Physiol，1992，262(3 Pt 2)：R333-R338.

[15]　Nedachi T，Fujita H，Kanzaki M. Contractile C2C12 myotube model for studying exercise-inducible responses in skeletal muscle[J]. Am J Physiol Endocrinol Metab，2008，295(5)：E1191-E1204.

[16]　赵秀峰，徐晓阳，闫旭洁.肌酸补充和电刺激对 C2C12 肌管糖摄入的效应及机制研究[J].北京体育大学学报，2013，36(2)：48-54.

[17]　Zhang L，Keung W，Samokhvalov V，et al. Role of fatty acid uptake and fatty acid beta-oxidation in mediating insulin resistance in heart and skeletal muscle[J]. Biochim Biophys Acta，2010，1801(1)：1-22.

[18]　Fujii N，Jessen N，Goodyear L J. AMP-activated protein kinase and the regulation of glucose transport[J]. Am J Physiol Endocrinol Metab，2006，291(5)：E867-E877.

[19]　Wright D C，Hucker K A，Holloszy J O，et al. Ca^{2+} and AMPK both mediate stimulation of glucose transport by muscle contractions[J]. Diabetes，2004，53(2)：330-335.

[20]　李世光，赵建波，高前进，等.运动诱导的骨骼肌信号机制[J].中国组织工程研究，2012，16(42)：7951-7955.

[21]　Feng X T，Wang T Z，Leng J，et al. Palmitate contributes to insulin resistance through downregulation of the Src-mediated phosphorylation of Akt in C2C12 myotubes[J]. Biosci Biotechnol Biochem，2012，76(7)：1356-1361.

[22]　Brazil D P，Hemmings B A. Ten years of prot ein kinase B signalling：a hard Akt to follow[J]. Trends Bio chem Sci，2001，26(11)：657-664.

[23]　Br and C，Cipo k M，Attali V，et at. Protein kinase C delta participates in insulin induced activatio n of PKB via PDK1[J]. J Biochem ical and Biophysical Research Communicat ions，2006，349(3)：954-962.

[24]　Powell D J，Turban S，Gray A，et al. Intracellular ceramide synthesis and protein kinase Czeta activation play an essential role in palmitate-induced insulin resistance in rat L6 skeletal muscle cells[J]. Biochem J，2004，382(Pt 2)：619-629.

[25]　Yang C，Aye C C，Li X，et al. Mitochondrial dysfunction in insulin resistance：differential contributions of chronic insulin and saturated fatty acid exposure in muscle cells[J]. Biosci Rep，2012，32(5)：465-478.

[26] Yuzefovych L，Wilson G，Rachek L. Different effects of oleate vs palmitate on mitochondrial function，apoptosis，and insulin signaling in L6 skeletal muscle cells： role of oxidative stress［J］. Am J Physiol Endocrinol Metab，2010，299(6):1096-1105.

[27] Geiger P C，Han D H，Wright D C，et al. How muscle insulin sensitivity is regulated：testing of a hypothesis[J]. Am J Physiol Endocrinol Metab. 2006，291(6):E1258-E1263.

[28] Perdomo G，Commerford S R，Richard A M，et al. Increased beta-oxidation in muscle cells enhances insulin-stimulated glucose metabolism and protects against fatty acid-induced insulin resistance despite intramyocellular lipid accumulation[J]. J Biol Chem，2004，279(26): 27177-27186.

[29] Pan X R，Li G W，Hu Y H，et al. Effects of diet and exercise in preventing NIDDM in people with impaired glucose tolerance. The Da Qing IGT and Diabetes Study[J]. Diabetes Care，1997，20(4):537-544.

[30] Hayashi T，Hirshman M F，Kurth E J，et al. Evidence for $5' \cdot$ AMP-activated protein kinase mediation of the effect of muscle contraction on glucose transport[J]. Diabetes，1998，47(8):1369-1373.

[31] Kramer H F，Witczak C A，Fujii N,et al. Distinct signals regulate AS160 phosphorylation in response to insulin，AICAR，and contraction in mouse skeletal muscle[J]. Diabetes ,2006，55(7):2067-2076.

[32] Birk J B，Wojtaszewski J F. Predominant alpha2/beta2/gamma3 AMPK activation during exercise in human skeletal muscle[J]. J Physiol，2006，577(3):1021-1032.

[33] Tzatsos A，Tsichlis P N. Energy depletion inhibits phosphatidylinositol 3-kinase/Akt signaling and induces apoptosis via AMP-activated protein kinase-dependent phosphorylation of IRS-1 at Ser-794[J]. J Biol Chem，2007，282(25):18069-18082.

[34] Bruss M D，Arias E B，Lienhard G E，et al. Increased phosphory lation of Akt substrate of 160 kDa（AS160）in rat skeletal muscle in response to insulin or contractile activity[J]. Diabetes，2005，54(1):41-50.

[35] Bae S S，Cho H，Mu J，et al. Isoform-specific regulation of insulin-dependent glucose uptake by Akt/protein kinase B[J]. J Biol Chem，2003，278(49):49530-49536.

[36] 李蕾.运动延缓高脂诱导大鼠胰岛素抵抗形成的研究[D].上海:上海体育学院，2009.

[37] 李慧阁,牛燕媚,刘彦辉,等.小鼠骨骼肌细胞蛋白激酶 B 底物 160 在有氧运动促进葡萄糖转运体 4 转运中的作用[J].中国康复医学杂志,2010,25(6):501-506.

[38] Frosig C,Rose A J,Treebak J T,et al. Effects of endurance exercise training on insulin signaling in human skeletal muscle-interactions at the level of PI3-K,Akt and AS160[J]. Diabetes,2007,56(8):2093-2102.

[39] Treebak J T,Birk J B,Rose A J,et al. AS160 phosphorylation is associated with activation of alpha2beta2gamma1-but not alpha2beta2gamma3-AMPK trimeric complex in skeletal muscle during exercise in humans[J]. Am J Physiol Endocrinol Metab,2007,292(3):E715-E722.

[40] Geraghty K M,Chen S,Harthill J E,et al. Regulation of multisite phosphorylation and 14-3-3 binding of AS160 in response to IGF-1,EGF,PMA and AICAR[J]. Biochem J,2007,407(2):231-241.

[41] Burch N,Arnold A S,Item F,et al. Electric pulse stimulation of cultured murine muscle cells reproduces gene expression changes of trained mouse muscle[J]. PLoS One,2010,5(6):e10970.

[42] Sriwijitkamol A,Coletta D K,Wajcberg E,et al. Effect of Acute Exercise on AMPK Signaling in Skeletal Muscle of Subjects With Type 2 Diabetes[J]. Diabetes,2007,56(3):836-848.

[43] Cortez M Y,Torgan C E,Brozinick J T,et al. Insulin resistance of obese Zucker rats exercise trained at two different intensities[J]. Am J Physiol Endocrinol Metab,1991,261(5 Pt 1):E613-E619.

[44] Eriksson J G. Exercise and the treatment of type 2 diabetes mellitus[J]. Sports Med,1999,27:381-391.

[45] Bergeron R,Previs S F,Cline G W,et al. Effect of 5-aminoimidazole-4-carboxamide-1-beta-D-ribofuranoside infusion on in vivo glucose and lipid metabolism in lean and obese Zucker rats[J]. Diabetes,2001,50(5):1076-1082.

[46] Tao R,Gong J,Luo X,et al. AMPK exerts dual regulatory effects on the PI3K pathway[J]. J Mol Signal,2010,5(1):1.

[47] Yun Chau Long,Juleen R Zierath. AMP-activated protein kinase signaling in metabolic Regulation[J]. Clin Invest,2006,116(7):1776-1783.

[48] Viollet B,Andreelli F,Jørgensen S B,et al. The AMP-activated protein kinase a2 catalytic subunit controls whole-body insulin sensitivity[J]. J Clin Invest,2003,111(1):91-98.

[49] Collet B,Andreelli F,Joigensen S B,et al. Physiological role of AMP-

activated protein kinase（AMPK）: insights from knockout mouse models
[J]. Biochem Soc Transs, 2003, 31(Pt 1):216-219.

[50] Andreelli F, Foretz M, Knauf C, et al. Liver adenosine monophosphate-activated kinase-2 catalytic subunit is a key target for the control of hepatic glucose production by adiponectin and leptin but not insulin[J]. Endocrinology, 2006, 147(5):2432-2441.

[51] Zhou G, Myers R, LI Y, et al. Role of AMP-activated protein kinase in mechanism of mechanism action[J]. J Clin Invest, 2001, 108(8):1167-1174.

[52] Zakikhani M, Dowling R, Fantus I G, et al. Metformin is an AMP kinase-dependent growth inhibitor for breast cancer cells[J]. Cancer Res, 2006, 66(6):10269-10273.

[53] Hawley S A, Gadalla A E, OlsenL G S, et al. The antidiabetic drug metformin activates the AMP-activated protein kinase cascade via an adenine nucleotide-independent mechanism [J]. Diabetes, 2002, 51(8):2420-2425.

[54] Fryer L G, Carling D. AMP-activated protein kinase and the metabolic syndrome[J]. Biochem Soc Trans, 2005, 33(Pt 2):362-366.

[55] Favero C B, Mandell J W. A pharmacological activator of AMP-activated protein kinase（AMPK）induces astro-cyte stellation[J]. Brain Res, 2007, 1168:1-10.

[56] Horie T, Ono K, Nagao K, et al. Oxidative stress induces GLUT4 translocation by activation of PI3-K/Akt and du-al AMPK kinase in cardiac myocytes[J]. J Cell Physiol, 2008, 215(3):733-742.

[57] Alkhateeb H, Chabowski A, Glatz J F, et al. Restoring AS160 phosphorylation rescues skeletal muscle insulin resistance and fatty acid oxidation while not reducing intramuscular lipids[J]. Am J Physiol Endocrinol Metab, 2009, 297(5):E1056-E1066.

[58] Aurich A C, Niemann B, Pan R, et al. Age-dependent effects of high fat-diet on murine left ventricles: role of palmitate[J]. Basic Res Cardiol, 2013, 108(5):369.

[59] 胡阳黔,李静,刘坚,等.黄芪多糖通过活化 AMPK 和促进骨骼肌 FAT/CD36 转位改善成肌细胞 FFAs 代谢[J].中国病理生理杂志,2013,29(4):637-640.

[60] 孙英.棕榈酸对大鼠 INS-1β 细胞的毒性作用及非诺贝特干预及机制研究[D].济南:山东大学,2008.

[61] 韩玲玲,张晓蕾,李佳,等.高脂环境对大鼠成肌细胞 AMPK 的影响及 Ghrelin 的保护作用[J].中国现代医学杂志,2022(12),12:24-27.

[62] 宋杰,李静,胡阳黔,等.黄芪多糖活化 AMPK 减轻游离脂肪酸对 C2C12 成肌细胞的细胞毒性[J].中国病理生理杂志,2012,28(2):298-301.

[63] Stephens T J, Canny B J, Snow R J, et al. 5′-aminoimidazole-4-carboxy-amide-ribonucleoside-activated glucose transport is not prevented by nitric oxide synthase inhibition in rat isolated skeletal muscle[J]. Clin Exp Phamacol Physiol, 2004, 31(7):419-423.

[64] Fisher J S, Gao J, Han D H, et al. Activation of AMP kinase enhances senstivity of muscle glucose transport to insulin [J]. Am J Physiol Endocranol Metab, 2002, 282(1):E18-E23.

[65] Jakobsen S N, Hardie D G, Morrice N, et al. 5′-AMP-activated protein kinase phosphorylates IRS-1 on Ser-789 in mouse C2C12 myotubes in response to 5-aminoimidazole-4-carboxamide riboside[J]. J Biol Chem, 2001, 276(50):46912-46916.

[66] Hawley J A, Lessard S J. Exercise training-induced improvements in insulin action[J]. Acta Physiol, 2008, 192(1):127-135.

[67] Christ C Y, Hunt D, Hancock J, et al. Exercise training improves muscle insulin resistance not insulin receptor signaling in obese Zucker rats[J]. J Appl Physiol, 2002, 92(2):736-744.

[68] Sakamoto K, Arnolds D E, Ekberg I, et al. Exercise regulates Akt and glycogen synthase kinase 3 activities in human skeletal muscle [J]. Biochem Biophys Res Commun, 2004, 319(2):419-425.

[69] Sakamoto K, Aschenbach W G, Hirshman M F. Akt signaling in skeletal muscle: regulation by exercise and passive stretch[J]. Am J Physiol Endocrinol Metab, 2003, 285(5):E1081-E1088.

[70] Krisan A D, Collins D E, Crain A M, et al. Resistance training enhances components of the insulin signaling cascade in normal and high-fat-fed rodent skeletal muscle[J]. J Appl Physiol, 2004, 96(5):1691-1700.

[71] Nader G A, Esser K A. Intracellular signaling specificity in skeletal muscle in response to different modes of exercise[J]. J Appl Physiol, 2001, 90(5):1936-1942.

[72] Sakamoto K, Hirshman M F, Aschenbach W G, et al. Contraction regulation of Akt in rat skeletal muscle[J]. J Biol Chem, 2002, 277(14):11910-11917.

[73] 李春艳.氧化应激、骨骼肌胰岛素抵抗与抗氧化剂干预[J].生命的化学，2009，29(6)：918-922.

[74] Teixeira-Lemos E，Nunes S，Teixeira F，et al. Regular physical exercise training assists in preventing type 2 diabetes development：focus on its antioxidant and anti-inflammatory properties[J]. Cardiovasc Diabetol，2011，10：12.

[75] Devlin J T，Hirshman M，Horton E D，et al. Enhanced peripheral and splanchnic insulin sensitivity in NIDDM men after single bout of exercise[J]. Diabetes，1987，36(4)：434-439.

[76] O'Gorman D J，Karlsson H K，McQuaid S，et al. Exercise training increases insulin-stimulated glucose disposal and GLUT4 （SLC2A4）protein content in patients with type 2 diabetes[J]. Diabetologia，2006，49(12)：2983-2992.

[77] 关丽娜，都健，王慧敏，等.运动对胰岛素抵抗大鼠丝氨酸/酪氨酸磷酸化通路干预效应的研究[J].中国糖尿病杂志，2010，18(5)：330-333.

[78] 杨风英，牛燕媚，刘彦辉，等.有氧运动对高脂膳食诱导的胰岛素抵抗小鼠骨骼肌细胞胰岛素受体底物1及其丝氨酸磷酸化活性的影响[J].中国运动医学杂志，2011，30(1)：36-41.

[79] 杜晓平，符谦.运动对胰岛素抵抗大鼠骨骼肌 PI3K 活性与表达的影响[J].沈阳体育学院学报，2008，27(3)：44-45,56.

[80] 杜晓平，衣雪洁，符谦，等.运动干预对胰岛素抵抗大鼠骨骼肌蛋白激酶 B 活性和蛋白与基因表达的影响[J].中国康复医学杂志，2009，24(4)：303-305，320.

[81] 赵婷婷.运动和黄芪丹参对大鼠骨骼肌线粒体生物发生的作用[D].上海：华东师范大学，2007.

[82] Kane S，Sano H，Liu S C，et al. A method to identify serine kinase substrates. Akt phosphorylates a novel adipocyte protein with a Rab GTPase-activating protein （GAP）domain[J]. J Biol Chem，2002，277(25)：22115-22118.

[83] Sano H，Eguez L，Teruel M N，et al. Rab10，a target of the AS160 Rab GAP，is required for insulin-stimulated translocation of GLUT4 to the adipocyte plasma membrane[J]. Cell Metab，2007，5(4)：293-303.

[84] Lessard S J，Rivas D A，Chen Z P，et al. Tissue-specific effects of Rosiglitazone and Exercise in the treatment of lipid-induced insulin resistance[J]. Diabetes，2007，56(7)：1856-1864.

[85] 陈德明，孟妮佳，朱俊杰.运动对 GLUT4 影响的研究进展[J].哈尔滨体育

学院学报,2009,27(4):42-46.

[86] 唐兆生,袁莉,刘贝斌,等.运动对 2 型糖尿病大鼠脂联素和 GLUT4 基因表达的影响[J].中国现代医学杂志,2005,15(22):3439-3442,3449.

[87] Glynn E L,Lujan H L,Kramer V J,et al. A chronic increase in physical activity inhibits fed state mTOR/S6K1 signaling and reduces IRS-1 serine phosphorylation in rat skeletal muscle[J]. Appl Physiol Nutr Metab,2008,33(1):93-101.

[88] Thyfault J P. Insulin resistance and the cardiometabolic syndrome: adipose tissue and skeletal muscle factors[J]. Am J Physiol Regul Integr Comp Physiol,2008,294:R1103-R1110.

[89] Steinbusch L K,Dirkx E,Hoebers N T,et al. Overexpression of AMP-activated protein kinase or protein kinase D prevents lipid-induced insulin resistance in cardiomyocytes[J]. J Mol Cell Cardiol,2013,55:165-173.

[90] Bikman B T,Zheng D,Reed M A,et al. Lipid-induced insulin resistance is prevented in lean and obese myotubes by AICAR treatment [J]. Am J Physiol Regul Integr Comp Physiol,2010,298(6):R1692-R1699.

[91] Olsen G S,Hansen B F. AMP kinase activation ameliorates insulin resistance induced by free fatty acids in rat skeletal muscle[J]. Am J Physiol Endocrinol Metab,2002,283(5):E965-E970.

[92] 邵月.运动对 P53 调节能量代谢信号通路相关基因表达的影响[D].上海:华东师范大学,2010.

第四章　收缩改善 PA 诱导的 C2C12 肌管 IR 的 Nrf2/ARE 信号机制

　　近 30 年来,全球 T2DM 的发病率呈现广泛性增加的趋势[1],T2DM 已成为严重影响我国国民健康的重要公共卫生问题。T2DM 最初表现为 IR,其发病机制十分复杂,在毒理学中,OS 损伤是最重要的损伤机制。研究表明线粒体功能损伤在高脂 IR 发展过程中发挥重要作用[2]。线粒体 ROS 生成是引起 PA 诱导的线粒体功能异常和高脂引起 IR 的首要步骤[3]。由于老年人 IR 和 T2DM 早期都存在不同程度的线粒体功能下降,表明胰岛素在引起 GLUT4 变化之前,先要引起线粒体功能的变化,因此,OS 是 IR 形成过程中的始发因素。

　　近年来,内源性抗 OS 转录因子——Nrf2 逐渐引起研究者的关注。对 Nrf2 功能的研究最早集中在细胞解毒和维持细胞氧化还原平衡上。作为核转录因子,Nrf2 既受上游信号分子的调控,又能调控一系列影响 IR 的分子,因此,Nrf2 在 T2DM 的发病中可能发挥关键的调控作用。换言之,Nrf2 的活性受 OS 水平及代谢性信号的影响,反过来,Nrf2 调控的下游抗氧化酶可能在体内形成一个强大的"抗氧化酶链",起着调节 OS 防御系统和代谢功能的作用。

　　线粒体 OS 可以引起 Nrf2 系统激活,且在许多病理状态中都证实了 Nrf2 的功能损害。2008 年,Tobias A[4]等学者在研究 Nrf2 基因敲除小鼠肝脏组织修复时发现转录因子 Nrf2 的缺失会加重 ROS 诱导的 IR,转录因子 Nrf2 与 T2DM 及 IR 的研究才开始受到关注。基因筛查发现:在易于发生 OS 诱导 IR 的个体中,转录因子 Nrf2 的表达显著下调。然而,Nrf2 在 IR 发病中的作用还未进行深入的研究。运动能增强线粒体功能和/或含量,调节炎性和 OS 水平[5],而运动是否能通过影响 Nrf2 信号通路,抵抗 OS 对机体的损伤? 对于胰岛素作用的重要靶器官——骨骼肌系统来说,PA 诱导的 IR 氧化应激是否与 Nrf2 系统有关,EPS 是否会通过调节 Nrf2 来改善 ROS 表达,从而减少 ROS 对胰岛素分子信号通路的影响,尚未见文献报道。

　　本研究选用 PA 孵育分化的 C2C12 肌管建立 IR 的细胞模型,检测 IR 模型下线粒体的氧化损伤和抗 OS 系统的变化情况,研究高脂和运动对线粒体功能和 OS 状态的影响,以及对 Nrf2/ARE 通路相关因子的影响。分析 Nrf2-抗氧化酶链在维持氧化还原平衡中的作用以及 Nrf2 氧化还原平衡失调在 IR 中的分子机制,我们或许可以通过运动调控 Nrf2 系统来提高胰岛素敏感性,从而为运动防治 T2DM 和 IR 提供研究思路,Nrf2 可能是 T2DM 运动疗法的有效靶点。

一、研究材料与方法

（一）研究材料

C2C12 小鼠骨骼肌成肌细胞系,购自 ATCC。

（二）研究方法

1．C2C12 细胞的复苏、培养、传代、冻存、分化

见第二章第一节相应内容。

2．PA 孵育方法和 EPS 方案

同第三章相应部分。

3．实验分组

根据 EPS 方案不同,分为 EPS 1 d 即刻组和 EPS 3 d-24 h 组,以上每个分组又分为 0 对照组、EPS 组、PA 孵育组、PA＋EPS 组。本部分实验共有 8 个分组。

4．C2C12 总蛋白测定

采用碧云天研究所提供的 BCA 蛋白浓度测定试剂盒。弃去待测细胞上清,预冷的 PBS 洗两次。加入 Western 和 IP 细胞裂解液 200 μL/孔,冰上裂解 30 min,在 $12000 \times g$,4 ℃条件下,离心 10 min,取上清,即为细胞总蛋白。依照试剂盒说明书测定蛋白含量,同时制作标准曲线。待测样品需稀释 5 倍,样品加样量为 6 μL（酶标仪测定 570 nm 处的光吸收值（OD 值））。

5．细胞线粒体分离方法

（1）收集细胞:用 PBS 洗一遍,用胰酶消化细胞,$600 \times g$ 离心收集细胞。

（2）洗涤细胞:用冰浴预冷的 PBS 轻轻重悬细胞沉淀,$600 \times g$、4 ℃离心 5 min,弃上清。

（3）预处理:加入 1 mL 临用前添加了 PMSF 的线粒体分离试剂（最终浓度为 1 mmol/L）,轻轻悬浮细胞,冰浴放置 15 min。

（4）匀浆:把细胞悬液转移到 2 mL 的杜恩斯玻璃匀浆器中,匀浆 15 下,经台盼蓝染色鉴定匀浆效果。

（5）离心:把细胞匀浆在 $600 \times g$、4 ℃条件离心 10 min。取上清转移到另一离心管中,$11000 \times g$、4 ℃离心 10 min。小心去除上清,沉淀即为分离得到的细胞线粒体。

（三）统计学方法

各组数据应用 SPSS 17.0 统计软件进行分析,实验数据采用平均数±标准差

（Mean±SD）表示，各组间比较采用单因素方差分析（One-Way ANOVA），两处理组均数比较采用两样本 t 检验，$p<0.05$ 为差异具有统计学意义，$p<0.01$ 为具有非常显著性差异。

二、指标测定方法

1. 细胞总 ROS 及 MtROS 测定

ROS 测定采用碧云天生物技术研究所提供的 ROS 检测试剂盒，DCFH-DA 探针用培养基 1:1000 稀释进行孵育。根据 EPS 方案不同，探针装载时间不同：EPS 1 d 即刻的四个分组采用先原位装载探针，再 EPS 的方法，于 EPS 结束即刻收集细胞进行 ROS 和 MtROS 检测；EPS 3 d-24 h 的四个分组末次 EPS 结束后正常分化培养基继续培养 24 h 再原位装载探针，探针孵育 20 min 后收集细胞进行 ROS 和 MtROS（线粒体活性氧）检测。激发波长 488 nm，发射波长 520 nm。MtROS 测定时需收样后分离线粒体，再把分离的 Mt 加入 1 mL PBS 混匀，200 μL/孔加入到酶标板测定。

2. 细胞线粒体膜电位的测定

线粒体电位 MMP 的检测按照碧云天生物技术研究所的线粒体膜电位检测试剂盒（JC-1）说明书的要求进行。JC-1 是检测 MMP 的理想探针，当 MMP 较高时，JC-1 聚集在线粒体基质上形成聚合物；当 MMP 较低时，JC-1 不能聚集在线粒体基质上而以单体形式存在。因此，可以用荧光酶标仪检测 JC-1 的聚合物 OD 与单体 OD 的比值，来说明线粒体膜功能的完善程度，该比值越高，提示 MMP 越高，线粒体膜功能越完善。

具体操作按照说明书的贴壁细胞操作步骤进行。EPS 1 d 即刻四个分组的细胞在 PA 和/或 EPS 处理结束后加入 JC-1 染色工作液进行染色；EPS 3 d-24 h 四个分组的细胞在末次 EPS 处理结束正常分化培养基培养 24 h 后加入 JC-1 染色工作液进行染色，然后按说明书处理方法收集细胞并用荧光酶标仪检测。

3. 细胞 ATP 含量检测

ATP 是活细胞新陈代谢的一个指标。细胞内 ATP 含量检测按照碧云天生物技术研究所的 ATP 检测试剂盒上的说明进行。原理是根据萤火虫荧光素酶催化荧光素产生荧光时需要 ATP 提供能量，当荧光素酶和荧光素都过量的时候，其荧光的产生和 ATP 的浓度在一定范围内成正比，因此，在含有荧光素酶的 ATP 检测工作液中加入细胞溶液后，通过化学发光仪检测其荧光值就可以灵敏地检测到溶液中 ATP 的含量。

溶液配制需严格按照说明书要求进行。EPS 1 d 即刻四个分组的细胞在 PA 和/或 EPS 处理结束后进行样本的处理；EPS 3 d-24 h 四个分组的细胞在末次 EPS 处理结束后，使用正常分化培养基培养 24 h 后进行样本处理。操作步骤简要如下：

（1）细胞上清样品的制备：吸除培养液，每孔加入 200 μL 细胞裂解液冰上裂解 20 min，裂解后 12000×g，4 ℃条件下，离心 10 min，取上清用于后续 ATP 含量和蛋白质（Pr）含量的检测。

（2）ATP 标准样品的制备：ATP 标准溶液用 ATP 检测裂解液稀释成 1 μmol/L、10 μmol/L、100 μmol/L 的浓度梯度。

（3）ATP 浓度测定：在标准孔和检测孔内先加入 100 μL 的 ATP 检测工作液，室温放置 5 min，以完全消耗掉本底的 ATP。然后分别在标准孔和检测孔内加入 10 μL 标准品和细胞上清样品，迅速用枪混匀，用化学发光仪进行检测。标准孔内数值用来绘制 ATP 标准曲线。

（4）对应蛋白含量及蛋白标准的测定：为了消除样品制备时由于蛋白量的差异而造成的误差，将步骤（1）收集的上清稀释 5 倍后，取 6 μL 加入到 96 孔板中，用 PBS 稀释至 20 μL，然后每孔加入 200 μL BCA 工作液，37 ℃孵育 30 min，酶标仪 570 nm 处测定各对应分组的相应蛋白含量。蛋白标准的测定严格按照 BCA 蛋白浓度测定试剂盒的蛋白标准品的加样浓度梯度进行，其测定方法与 ATP 对应蛋白含量的测定相同，然后将其绘制蛋白标准曲线。

（5）ATP 含量结果表示为 ATP/Pr 含量。

4. 细胞内总谷胱甘肽过氧化物酶（GPx）检测

GPx 通过清除活细胞内过氧化物保护细胞免受自由基损伤。GPx 可以催化 GSH 产生 GSSG，而谷胱甘肽还原酶（GP）可以利用 NADPH 催化 GSSG 产生 GSH，通过检测 NADPH 的减少量就可以计算出 GPx 的活力水平。在上述反应中谷胱甘肽过氧化物酶是整个反应体系的限速步骤，因此 NADPH 的减少量和谷胱甘肽过氧化物酶的活力线性相关。

细胞内 GPx 的活性检测及溶液配制按照碧云天生物技术研究所的总谷胱甘肽过氧化物酶检测试剂盒进行。EPS 1 d 即刻四个分组的细胞在 PA 和/或 EPS 处理结束后进行样本的处理；EPS 3 d-24 h 四个分组的细胞在末次 EPS 处理结束后，使用正常分化培养基培养 24 h 后进行样本处理。操作步骤简要如下：

（1）细胞上清样品的制备：吸除培养液，每孔加入 200 μL 细胞裂解液冰上裂解 20 min，裂解后细胞刮刀收集细胞于 1.5 mL 离心管中，12000×g，4 ℃条件下，离心 10 min，取上清用于后续 GPx 酶活性和 Pr 含量的检测。

（2）样品测定：在酶标板中依次加入检测缓冲液 180 μL、待测样品 6 μL 和 GPx 检测工作液 10 μL，混匀。再加入 4 μL 15 mmol/L 过氧化物试剂溶液后，反应开始。使用细胞板振荡器混匀。

（3）使用酶标仪测定 A_{340}：设置温度为 25 ℃，待预计仪器达到 25 ℃后开始测定 A_{340}。

（4）对应蛋白含量及蛋白标准的测定：按照细胞 ATP 含量检测的步骤（4）进行。

（5）GPx 酶活性最终结果表示为 GPx/Pr 形式。

5. 细胞内 GSH 和 GSSG 检测

GSH 是细胞内的还原当量,细胞内的总谷胱甘肽是胞内 GSSG 和 GSH 两者之和。谷胱甘肽还原酶可以把 GSSG 还原成 GSH,而 GSH 又可以与试剂盒中的生色底物 DTNB 反应产生黄色的 TNB 和 GSSG。前后两个反应合并起来后,总谷胱甘肽（GSSG + GSH）的量就决定了黄色的 TNB 的产生量。因此,通过测定 A_{412} 就可以计算出总谷胱甘肽的量。如果用 GSH 清除试剂先清除样品中的 GSH,然后利用上述反应原理就可以测定出胞内 GSSG 的含量,用总谷胱甘肽（GSSG + GSH）的量扣除 GSSG 的含量,就是胞内 GSH 的含量。

细胞内总谷胱甘肽含量和 GSH 的含量的检测及溶液配制按照碧云天生物技术研究所的 GSH 和 GSSG 检测试剂盒方法进行。EPS 1 d 即刻四个分组的细胞在 PA 和/或 EPS 处理结束后进行样本的处理;EPS 3 d-24 h 四个分组的细胞在末次 EPS 处理结束后,使用正常分化培养基培养 24 h 后进行样本处理。操作步骤简要如下:

（1）总谷胱甘肽细胞样品的准备:收集细胞沉淀,加入沉淀体积 3 倍量的蛋白去除试剂 M 溶液（约 150 μL）,充分混匀,利用液氮和 37 ℃ 水浴对样品进行两次快速的冻融,10000×g、4 ℃ 条件下,离心 10 min。取上清用于总谷胱甘肽的测定。

（2）待测 GSSG 含量细胞样品的准备:取部分上述准备好的待测总谷胱甘肽含量的样品,按试剂盒说明书要求加入适当的 GSH 清除试剂,立即混匀,25 ℃ 反应 60 min,以充分去除样品中的 GSH,即为不含 GSH 的 GSSG 细胞样品。

（3）标准品的准备:总谷胱甘肽测定对应的标准品的配制是先把 10 mmol/L GSSG 储备液用蛋白去除试剂 M 溶液稀释成 15 μmol/L、10 μmol/L、5 μmol/L、2 μmol/L、1 μmol/L、0.5 μmol/L GSSG 溶液,然后取 15 μmol/L、10 μmol/L、5 μmol/L、2 μmol/L、1 μmol/L、0.5 μmol/L GSSG 溶液六个点作标准曲线。GSSG 测定对应的标准品的配制也需按上述步骤（2）加样的原则,先加入适当的 GSH 清除试剂,清除掉细胞标准品中的 GSH,然后取同样的六个点作相应的标准曲线。

（4）样品和标准品的测定:96 孔板依次加入标准品 10 μL,样品 2 μL 和蛋白去除试剂 M 溶液 8 μL 混匀。标准孔和样品孔均加入 150 μL 总谷胱甘肽检测工作液后混匀,室温孵育 5 min;再加入 50 μL 0.16 mg/mL NADPH 溶液混匀,25 min 后用酶标仪测定 412 nm 处光吸收值。

（5）数值分析:总谷胱甘肽细胞样品测得胞内 GSSG + GSH 含量,GSSG 待测细胞样品测得胞内 GSSG 含量,因此,胞内 GSH 含量为上述两者的差值。结果用 GSH/GSSG 值来表示胞内的还原当量的变化。

6. Western blotting 实验相关实验方法

细胞收样、总蛋白及核蛋白提取方法同第二部分。表 4-1 界定了相关抗体分离胶浓度,除此之外,其他的 Western blotting 实验的方法同第二部分。

表 4-1 不同抗体对应的分子量及分离胶浓度

序号	抗体名称	分子量(kD)	分离胶浓度
1	兔抗 HO-1	32	15%
2	兔抗 Nrf2	68	10%

SDS-PAGE 的制备：按照试剂盒说明书和检测目的条带大小来配制一定浓度的分离胶和 5% 浓缩胶。

三、研究结果

（一）EPS 和/或 PA 孵育后 C2C12 肌管 ROS 的变化

本研究采用 DCFH-DA 荧光探针孵育肌管，用荧光酶标仪在激发波长 488 nm、发射波长 520 nm 条件下检测肌管 ROS 的变化。如图 4-1 和表 4-2 结果显示：1 d 即刻分组中，E 组较 0 组 ROS 极显著升高（$p < 0.01$）；P 组、P + E 组与 0 组对照相比 ROS、MtROS 均极显著性升高（$p < 0.01$），且 MtROS 升高的幅度较大，说明在 PA 诱导产生的 ROS 中，线粒体来源的 ROS 占有更大比例。与 E 组相比，P + E 组 ROS 极显著性增加（$p < 0.01$），P 组和 P + E 组 MtROS 显著增加（$p < 0.05$）；与 P 组相比，P + E 组 ROS 显著增加，MtROS 增加不显著（$p > 0.05$），E 组 MtROS 显著下降，说明 PA 较 EPS 产生更多的 ROS，且两种处理方式对 ROS 的产生具有叠

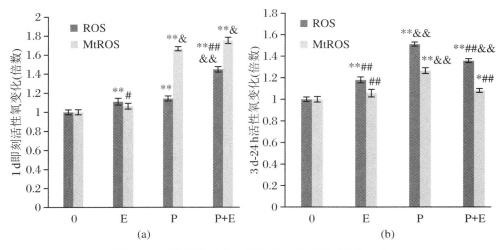

图 4-1 不同组别 C2C12 肌管 ROS 和 MtROS 的变化

＊表示与同一实验处理组的 0 组相比有显著性差异（$p < 0.05$），＊＊表示具有极显著性差异（$p < 0.01$）；♯表示与同一实验处理组的 P 组相比有显著性差异（$p < 0.05$），♯♯表示具有极显著性差异（$p < 0.01$）；&表示与同一实验处理组的 E 组相比有显著性差异（$p < 0.05$），&&表示具有极显著性差异（$p < 0.01$）。

表 4-2　EPS 和/或 PA 孵育后 C2C12 肌管 ROS 和 MtROS 的变化

实验方案		分组			
		0	E	P	P+E
1 d 即刻	ROS	54.9301 ± 1.3652	$61.0168 \pm 1.9351^{**}$	$62.8167 \pm 1.4535^{**}$	$79.5645 \pm 1.5508^{***\#\#\&\&}$
	MtROS	13.9211 ± 3.6684	$14.7961 \pm 4.2469^{\#}$	$23.1960 \pm 3.0739^{**\&}$	$24.4170 \pm 4.6421^{**\&}$
3 d-24 h	ROS	208.5475 ± 2.9160	$187.3956 \pm 3.7329^{***\#\#}$	$137.9147 \pm 2.6639^{***\&\&}$	$162.8418 \pm 2.5584^{***\#\#\&\&}$
	MtROS	10.4460 ± 0.2723	$11.0460 \pm 0.3693^{**}$	$13.2211 \pm 0.2795^{***\&\&}$	$11.3087 \pm 0.1876^{*\#\#}$

注: $*$ 表示与同一实验处理组的 0 组相比有显著性差异($p < 0.05$),$**$ 表示具有极显著性差异($p < 0.05$); $\#$ 表示与同一实验处理组的 P 组相比有显著性差异($p < 0.05$),$\#\#$ 表示具有极显著性差异($p < 0.01$);$\&$ 表示与同一实验处理组的 E 组相比有显著性差异($p < 0.05$),$\&\&$ 表示具有极显著性差异($p < 0.01$)。

加效应,即运动的即刻效应加剧了 IR 肌管 ROS 的水平。

3 d-24 h 分组中,与对照组相比,其他三组 ROS 均极显著性增加($p<0.01$);P 组、P+E 组 MtROS 均较对照组极显著性($p<0.01$)和显著性增加($p<0.05$),E 组 MtROS 与对照组无显著性差异($p>0.05$),说明单纯长期 EPS 肌管在恢复期肌管 ROS 水平还没有完全恢复,而肌管 MtROS 水平差不多恢复到正常水平,IR 肌管的 ROS 也依然处于较高水平。与 P 组相比,E 组和 P+E 组 ROS 和 MtROS 水平均极显著性下降($p<0.01$),说明长期运动经适当恢复可降低 IR 肌管及肌管线粒体的 ROS 水平,而单纯 PA 处理组的 ROS 依然处于较高水平。与 E 组相比,P 组 ROS 和 MtROS 水平均极显著性升高,P+E 组 ROS 水平极显著性增加,而 P+E 组 MtROS 水平则与 E 组无显著性差异,说明对 IR 的肌管实施长时间 EPS,可显著下降其 ROS 水平,但没有恢复到对照组和 E 组水平,而 MtROS 水平则恢复到正常肌管的水平。

(二) EPS 引起的 IR 肌管线粒体膜电位(MMP)的变化

本研究采用 JC-1 孵育肌管,用荧光酶标仪检测的 JC-1 的聚合物与单体光吸收的比值来检测 MMP 的变化,以此说明线粒体膜功能的完善程度:该比值越高,提示 MMP 越高,线粒体膜功能越完善。如表 4-3 和图 4-2 结果显示:1 d 即刻分组中,虽然 E 组高于 0 组和 P 组,P+E 组高于 P 组,但各组间没有显著性差异($p>0.05$),说明 EPS 和/或 PA 孵育即刻没有明显改变线粒体的功能完整性,第一部分的 LDH 和 MTT 结果说明细胞膜的结构完整性,细胞膜完整性和线粒体功能完整性两者共同反映了我们选用的 EPS 和 PA 对细胞的作用程度在作用初期是比较温和的,没有引起细胞完整性的损害。3 d-24 h 实验分组中,P 组 MMP 值极显著性低于 0 对照组,E 组较 0 组有所增加但无显著性($p>0.05$);与 P 组相比,E 组极显著性增加($p<0.01$),P+E 组显著性增加($p<0.05$),P 组极显著低于 E 组。上述结果表明:PA 孵育的肌管在撤除了 PA 后,基础分化培养基继续培养 4 d 后,其线粒体功能的完整性遭受了极大的破坏,而长期 EPS 则可使 IR 肌管的线粒体功能更加完善,基本恢复到正常肌管的水平。

表 4-3　EPS 和/或 PA 引起的 C2C12 肌管 MMP 的变化

实验方案	分组			
	0	E	P	P+E
1 d 即刻	125.6363±7.41667	148.5215±5.96101	119.0195±6.64412	139.8507±4.97112
3 d-24 h	369.2867±5.2455	380.6763±6.4717##	211.5097±26.0496**&&	299.2703±8.54857#

注:**表示与同一实验处理组的 0 组相比具有极显著性差异($p<0.01$);#表示与同一实验处理组的 P 组相比有显著性差异($p<0.05$),##表示具有极显著性差异($p<0.01$);&&表示与同一实验处理组的 E 组相比具有极显著性差异($p<0.01$)。

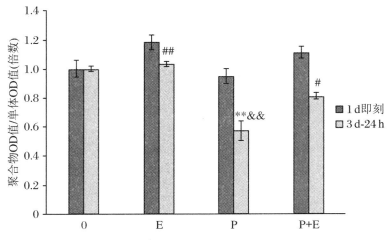

图 4-2　不同组别 C2C12 肌管 MMP 的变化

＊＊表示与同一实验处理组的 0 组相比具有极显著性差异（$p<0.01$）；♯表示与同一实验处理组的 P 组相比有显著性差异（$p<0.05$），♯♯表示具有极显著性差异（$p<0.01$）;&&表示与同一实验处理组的 E 组相比具有极显著性差异（$p<0.01$）。

（三）EPS 引起的 PA 诱导的 IR 肌管 ATP 合成的变化

ATP 的含量是用 ATP/Pr 来表示的。因此在进行 ATP 检测时,首先要将 ATP 标准品稀释成一定的浓度梯度,绘制 ATP 标准曲线。要注意的是,所要检测的样品中 ATP 浓度应该在 ATP 标准曲线的浓度范围内。本实验中,表 4-4 所示的 ATP 值是其他各组与 15044.55024（对照组第一个值）进行相比,所得的值进行 SPSS 统计所得的最终各组 ATP 的均值,因此,各组的 ATP 含量均在 ATP 标准曲线的范围内。然后,还要测定各组细胞蛋白浓度。同样地,检测的细胞蛋白浓度值也要在蛋白标准曲线的范围内。因此,我们采用经典的 BCA 蛋白浓度测定法,将蛋白标准品按一定的浓度梯度进行加样,绘制蛋白标准曲线。结果如图 4-3 所示。

表 4-4　EPS 和/或 PA 引起的 C2C12 肌管 ATP 合成的变化（ATP/Pr 表示）

实验方案	分组			
	0	E	P	P+E
1 d 即刻	1.2229 ± 0.0458	0.9333 ± 0.1291	0.7741 ± 0.0703	$0.4111 \pm 0.0333^{\sharp}$
3 d-24 h	0.8341 ± 0.1585	$1.1193 \pm 0.1010^{*\sharp\sharp}$	$0.0979 \pm 0.0117^{**\&\&}$	$0.5553 \pm 0.1042^{\sharp\sharp\&\&}$

注:＊表示与同一实验处理组的 0 组相比有显著性差异（$p<0.05$）,＊＊表示具有极显著性差异（$p<0.01$）;♯表示与同一实验处理组的 P 组相比有显著性差异（$p<0.05$）,♯♯表示具有极显著性差异（$p<0.01$）;&&表示与同一实验处理组的 E 组相比具有极显著性差异（$p<0.01$）。

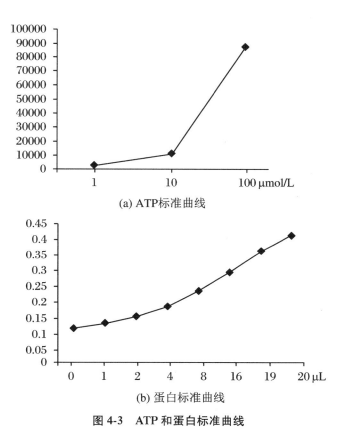

(a) ATP标准曲线

(b) 蛋白标准曲线

图 4-3　ATP 和蛋白标准曲线

ATP 是活细胞新陈代谢的重要指标,本实验采用萤光素酶法化学发光仪检测其荧光值就可以灵敏地检测到溶液中 ATP 的含量。如表 4-4 和图 4-4 结果显示:1 d 即刻分组中,其他各组与 0 组相比,肌管 ATP 含量均有所下降,其中 P+E 组较 P 组下降但无显著性变化,较对照组有显著性下降($p<0.05$),说明 EPS 和 PA 消耗了 ATP,但没有引起 ATP 显著性降低,一次运动可促使 IR 的肌管 ATP 进一步消耗,导致肌管内 ATP 含量急剧下降。3 d-24 h 分组中,与 0 组相比,E 组 ATP 含量显著性增加($p<0.05$),P 组极显著性下降($p<0.01$),E 组和 P+E 组较 P 组极显著升高($p<0.01$),P 组和 P+E 组较 E 组极显著性降低($p<0.01$)。上述结果表明:长期运动经恢复期后,ATP 合成增加,PA 孵育的肌管在撤除了 PA 后,基础分化培养基继续培养 4 天后,引起了 ATP 的进一步消耗,长期 EPS 可以改善 IR 肌管的 ATP 合成能力,促进其 ATP 的合成。

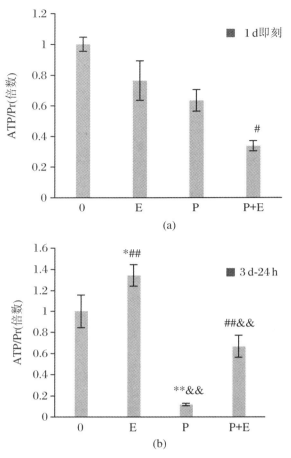

图 4-4　不同组别 C2C12 肌管 ATP 的变化

　　* 表示与同一实验处理组的 0 组相比有显著性差异($p<0.05$),** 表示具有极显著性差异($p<0.01$);# 表示与同一实验处理组的 P 组相比有显著性差异($p<0.05$),# # 表示具有极显著性差异($p<0.01$);&& 表示与同一实验处理组的 E 组相比具有极显著性差异($p<0.01$)。

（四）EPS 引起的 PA 诱导的 IR 肌管 GSH 的变化

　　谷胱甘肽以两种状态存在,还原型(GSH)和氧化型(GSSG)。GSH 是细胞内重要的还原当量,测定其含量首先要测出细胞内总谷胱甘肽的含量和氧化型谷胱甘肽的含量,两者差值即为还原型的 GSH 含量。因此,我们首先需要绘制总谷胱甘肽(GSH＋GSSG)和氧化型谷胱甘肽(GSSG)的标准曲线,使测得的样品中的对应值在其对应的标准曲线范围内。GSSG 的标准曲线测定方法是在梯度浓度的总谷胱甘肽的 GSSG 标准溶液中,加入 GSH 清除试剂即可。结果如图 4-5 所示。

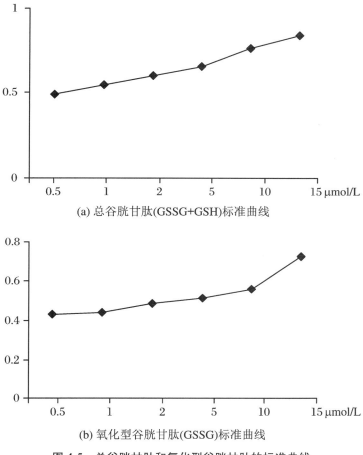

(a) 总谷胱甘肽(GSSG+GSH)标准曲线

(b) 氧化型谷胱甘肽(GSSG)标准曲线

图 4-5 总谷胱甘肽和氧化型谷胱甘肽的标准曲线

如表 4-5 和图 4-6 结果显示在两大分组中 GSH 和 GSH/GSSG 变化趋势一致:1 d 即刻分组中,与 0 组相比,P 组和 P+E 组肌管 GSH 含量和 GSH/GSSG 均极显著性下降($p<0.01$),E 组 GSH 显著性下降($p<0.05$),GSH/GSSG 有所下降但无显著性($p>0.05$);其还原当量的剩余量变化趋势为:P+E 组<P 组<E 组,P 组和 P+E 组与 E 组相比极显著性下降。说明 EPS 和 PA 均消耗了肌管的还原当量,且 PA 的效应更显著,两者具有叠加效应。3 d-24 h 分组中,P 组的 GSH 和 GSH/GSSG 较 0 组极显著性下降($p<0.01$),E 组较 0 组升高($p<0.05$),P+E 组与对照无显著性变化($p>0.05$);E 组较 P 组还原当量极显著增加($p<0.01$),P+E 组较 P 组显著增加($p<0.05$)。上述结果表明:还原当量在运动后的恢复期得到恢复,并增加了其储备量,PA 孵育的肌管在撤除了 PA 后,基础分化培养基继续培养 4 天后,引起了 GSH 的进一步消耗,长期 EPS 使得 IR 肌管的还原当量恢复到正常水平。

表 4-5　EPS 和/或 PA 引起的 C2C12 肌管 GSH 和 GSH/GSSG 的变化

实验方案		分组			
		0	E	P	P+E
1 d 即刻	GSH	0.1101 ± 0.0134	$0.0831 \pm 0.0036^{*}$	$0.0523 \pm 0.0200^{**}$	$0.0281 \pm 0.0087^{**\&\&}$
	GSH/GSSG	0.2688 ± 0.0399	$0.2113 \pm 0.0019^{\#\#}$	$0.1186 \pm 0.0486^{**\&\&}$	$0.0609 \pm 0.0206^{**\&\&}$
3 d-24 h	GSH	0.0300 ± 0.0053	$0.0401 \pm 0.0051^{\#\#}$	$0.0135 \pm 0.0049^{**\&\&}$	$0.0273 \pm 0.0066^{\#\&}$
	GSH/GSSG	0.0573 ± 0.0116	$0.0861 \pm 0.0157^{*\#\#}$	$0.0263 \pm 0.0082^{*}$	$0.0625 \pm 0.0183^{\#}$

注:* 表示与同一实验处理组的 P 组相比有显著性差异($p<0.05$),** 表示具有极显著性差异($p<0.01$);# 表示与同一实验处理组的 P 组相比有显著性差异($p<0.05$),## 表示具有极显著性差异($p<0.01$);& 表示与同一实验处理组的 E 组相比有显著性差异($p<0.05$),&& 表示具有极显著性差异($p<0.01$)。

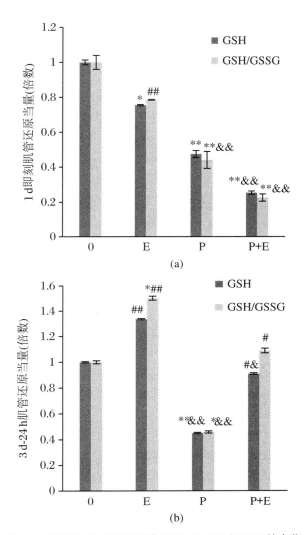

图 4-6 不同组别 C2C12 肌管 GSH 和 GSH/GSSG 的变化

＊表示与同一实验处理组的 P 组相比有显著性差异（$p<0.05$），＊＊表示具有极显著性差异（$p<0.01$）；♯表示与同一实验处理组的 P 组相比有显著性差异（$p<0.05$），♯♯表示具有极显著性差异（$p<0.01$）；&表示与同一实验处理组的 E 组相比有显著性差异（$p<0.05$），&&表示具有极显著性差异（$p<0.01$）。

(五) EPS 引起的 PA 诱导的 IR 肌管 GPx 酶活性的变化

如表 4-6 和图 4-7 结果显示:1 d 即刻分组中,与 0 组相比,E 组肌管 GPx 活性显著升高($p < 0.05$),P 组显著下降($p < 0.05$),P＋E 组则无显著性变化($p > 0.05$),P＋E 组较 P 组酶活性显著增加($p < 0.05$),而又比 E 组显著降低($p < 0.05$)。说明一次运动可活化正常的和 IR 状态的肌管 GPx 活性,而 PA 则使其活性下降。3 d-24 h 分组中,P 组酶活性较 0 组极显著性降低($p < 0.01$),而 E 组和 P＋E 组无显著性变化($p > 0.05$);P＋E 组较 P 组极显著性升高($p < 0.01$),较 E 组显著性增加($p < 0.05$)。上述结果表明:长期运动经恢复期后,运动对 GPx 酶活性的影响基本消失,PA 孵育的肌管在撤除了 PA 后,基础分化培养基继续培养 4 天后,进一步破坏 GPx 酶活性,使得肌管抗氧化能力下降;长期 EPS 可以改善 IR 肌管的酶活性的恢复,增强其抗氧化能力。

表 4-6　EPS 和/或 PA 对 C2C12 肌管 GPx 酶活性的影响(GPx/Pr 表示)

实验方案	分组			
	0	E	P	P＋E
1 d 即刻	0.5862 ± 0.0583	$0.6996 \pm 0.0312^{*\#\#}$	$0.5071 \pm 0.0373^{*\&\&}$	$0.6016 \pm 0.0128^{\#\&}$
3 d-24 h	0.6861 ± 0.0349	0.6169 ± 0.0388	$0.5623 \pm 0.0135^{**}$	$0.7033 \pm 0.0505^{\#\#\&}$

注:＊表示与同一实验处理组的 P 组相比有显著性差异($p < 0.05$),＊＊表示具有极显著性差异($p < 0.01$);♯表示与同一实验处理组的 P 组相比有显著性差异($p < 0.05$),♯♯表示具有极显著性差异($p < 0.01$);&表示与同一实验处理组的 E 组相比有显著性差异($p < 0.05$),&&表示具有极显著性差异($p < 0.01$)。

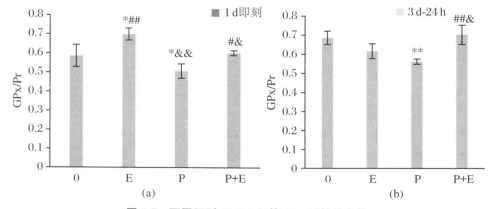

图 4-7　不同组别 C2C12 肌管 GPx 活性的变化
＊表示与同一实验处理组的 P 组相比有显著性差异($p < 0.05$),＊＊表示具有极显著性差异($p < 0.01$);♯表示与同一实验处理组的 P 组相比有显著性差异($p < 0.05$),♯♯表示具有极显著性差异($p < 0.01$);&表示与同一实验处理组的 E 组相比有显著性差异($p < 0.05$),&&表示具有极显著性差异($p < 0.01$)。

（六）EPS 引起的 PA 诱导的 IR 肌管 Nrf2-抗氧化酶链的变化

为了分析 EPS 和/或 PA 对 Nrf2/ARE 通路的影响,我们检测了 Nrf2 的活性形式(细胞核 Nrf2)的含量及其下游重要的抗氧化酶 HO-1 的蛋白含量。如图 4-8 和表 4-7 结果显示:1 d 即刻和 3 d-24 h 分组的变化趋势一致,核 Nrf2 和 HO-1 的变化趋势基本一致,只是 HO-1 对 EPS 的效应强于 Nrf2 的蛋白表达。E 和 P+E 组较对照组和 P 组两者的蛋白含量均极显著性增加($p<0.01$),而 P 组与对照组无显著性变化($p>0.05$);P+E 组 HO-1 极显著性低于 E 组,而 Nrf2 则与 E 组无

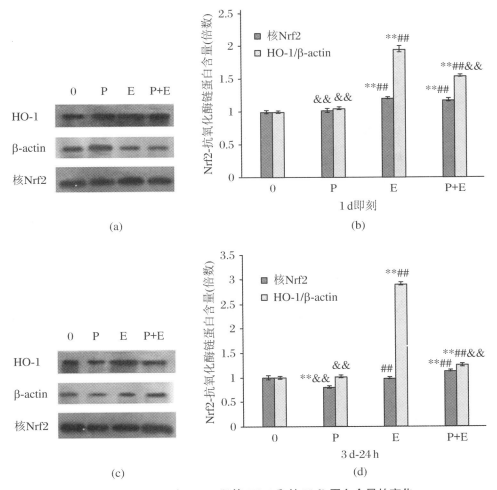

图 4-8 不同组别 C2C12 肌管 HO-1 和核 Nrf2 蛋白含量的变化

＊＊表示具有与同一实验处理组的 P 组相比极显著性差异($p<0.01$);♯♯表示与同一实验处理组的 P 组相比具有极显著性差异($p<0.01$);&&表示与同一实验处理组的 E 组相比具有极显著性差异($p<0.01$)。

表 4-7　EPS 和/或 PA 引起的 C2C12 肌管 Nrf2-抗氧化酶链的变化

实验方案		分组			
		0	E	P	P+E
1 d 即刻	HO-1	1.1392 ± 0.0148	1.1998 ± 0.0161&&	2.2301 ± 0.0483***##	1.7646 ± 0.0161***##&
	核 Nrf2($\times 10^7$)	3.8188 ± 0.0286	3.8785 ± 0.0263&&	4.6192 ± 0.0100***##	4.5072 ± 0.0180***##
3 d-24 h	HO-1	1.4358 ± 0.0250	1.4692 ± 0.0197	4.1780 ± 0.0293***##	1.8036 ± 0.0251***##&&
	核 Nrf2($\times 10^7$)	5.9201 ± 0.0361	4.7975 ± 0.0144***&&	5.8618 ± 0.0228##	6.7261 ± 0.0189***##&&

注：** 表示与同一实验处理组的 P 组相比具有极显著性差异($p < 0.01$)；## 表示同一实验处理组的 P 组相比具有极显著性差异($p < 0.01$)；&& 表示同一实验处理组的 E 组相比具有极显著性差异($p < 0.01$)。

显著性差异。上述说明 PA 孵育即刻不引起抗氧化酶链的显著变化,一次运动即可明显激活 Nrf2-抗氧化酶链。3 d-24 h 分组与 1 d 即刻分组唯一不同的变化在于 P 组的核 Nrf2 含量的变化:3 d-24 h 分组的 P 组较对照组下降,虽然没有显著意义,但也说明了此时 P 组的 Nrf2-抗氧化酶链可能被 OS 损坏了。结合前述 ROS、ATP、MMP 和 GSH 的变化结果,由此可推断 1 d 即刻分组的 PA 组抗氧化酶链相关因子不变化的原因可能是 OS 过强,导致了对此通路的抑制。

四、分析与讨论

(一)Nrf2-抗氧化酶链在高脂引起的线粒体氧化应激损伤中的调控机制

1. PA 引起的 IR 与线粒体功能氧化应激损伤有关

为了探索细胞异常与 IR 之间的关系,研究者做过很多努力。目前,在分析 IR 的病理因素时出现了研究瓶颈。线粒体是机体能量消耗与供能的重要细胞器,在代谢性疾病中具有很重要的作用。营养过剩,尤其是脂肪酸过多,可以引起线粒体活性改变,甚至引起线粒体功能障碍的发展。已有研究表明线粒体功能障碍在 FFA 诱导的 IR 的过程中发挥重要作用[6],可能是 IR 的发生机制之一。线粒体功能异常包括 β 氧化降低及 ATP 合成的减少,可导致脂质沉积,引起 IR。在肥胖和 2 型糖尿病患者骨骼肌中线粒体数量减少,体积较小,同时伴有线粒体呼吸功能下降、ATP 合成能力降低以及 ROS 生成增加等功能损害[7]。PA 孵育(0.6 mmol/L×24 h)引起大鼠骨骼肌细胞的 MMP 明显下降、ROS 含量明显增加、T-SOD 和 GSH-Px 的活性均较正常组下降、MDA 含量明显增加[8]。PA(0.1 mmol/L×24 h)孵育不影响 C2C12 肌管(分化 5～7 天)细胞活性,但能引起线粒体功能损伤(MMP 下降,ATP 含量下降),并伴有胰岛素反应降低,所以认为线粒体功能下降是 IR 的原因[2]。研究表明生理剂量的 ROS 是重要的信号分子,能调节多种细胞过程、代谢和基因表达[9-11],而高剂量的 ROS 则使细胞产生 OS,一般认为,OS 和亲电子物攻击的有害作用主要是源于 ROS 对细胞成分的氧化损伤。在抗氧化系统的防御作用下,低剂量的、暂时性的 OS 不会造成明显的氧化损伤和病理后果,然而长时间低剂量的 OS 或短时间大剂量的 ROS 生成都对骨骼肌细胞有伤害作用,能引起随后的信号传递改变[12]。

ROS 生成是 IR 病理过程中重要的事件,实际上,在许多与 IR 相关的疾病中均表现为 ROS 水平增加,比如败血病、烧伤、肥胖和 T2DM[13]。线粒体中 OS 与胰岛素作用损害紧密相连,而传统定义的胰岛素信号转导似乎完好无损[14]。此外在高脂引起的 IR 中,在脂肪组织 IR 的初期阶段就发现了 OS[15],因此,过量摄入营养物质后,来源于线粒体 ROS 过量产生导致的 OS 可能引起 IR 的初级阶段[16]。研究表明 PA 孵育加速了 PA 的 β 氧化,导致线粒体呼吸链过多电子流出,从而增加 ROS 生成。因此，PA 引起的线粒体来源的 ROS 是细胞 IR 的主要原因[17]。此外，抗氧化剂被证明可以改善 IR[18]。这些研究认为 OS 是 IR 发展的始动因素，主要考虑到 IR 实际上是一种阻断能量供应的适应性反应而线粒体是主要能量加工厂，通过产生 ROS 来应对能源过剩，从而通过负反馈来限制胰岛素的效应。一些大鼠和人体的在体研究显示高脂膳食后引起骨骼肌 ROS 生成增加，并导致细胞氧化还原环境转变为氧化性更强的状态[14,19]。Yuzefovychetal[3]用 PA(0.5 mmol/L 和 1 mmol/L)处理 L6 肌管引起 ROS 增加。也有研究得出不同的结论，Minet A[20]的研究认为 PA 导致 ROS 生成下降，同一实验室人员研究也发现 0.2 mmol/L 的 PA 处理 C2C12 肌管（分化 3～5 天）24 h 引起线粒体功能障碍，表现在 PA 组 MMP 和 ROS 显著下降，ATP 含量有轻微下降，但无显著性，认为 ROS 的下降归因于电子传递水平较低或者线粒体能量转换效率低下（解偶联增加，氧耗增加而 ATP 没有同步增加），而不是 ROS 的清除增加造成的[21]。Lambertucci R H[22]的研究表明黄嘌呤氧化酶抑制剂不能改变 PA 引起的骨骼肌 ROS 产生，然而用线粒体解偶联剂和线粒体复合物Ⅲ的抑制剂能降低 PA 诱导的 ROS 生成。因此证明线粒体呼吸链是 PA 引起的骨骼肌 ROS 生成的主要部位。

线粒体 ATP 的合成对细胞许多功能的发挥是非常重要的[23]。比如说 ATP 在骨骼肌细胞对胰岛素的反应过程中是非常重要的，因为诱导的胞内反应需要高能量。用线粒体毒物寡霉素（ATP 的合成抑制剂）来处理肌管 24 h，表现为基础和胰岛素刺激的糖原合成和 G 氧化下降，并伴随线粒体 ATP 的合成明显下降[24]。糖尿病人骨骼肌肌管的 ATP 水平与对照组相比降低[25]。动物高脂肪饮食几天就能引起线粒体 ATP 的合成率迅速降低[26]。0.5 mmol/L 和 1 mmol/L PA 孵育 β 胰岛细胞引起其线粒体结构和功能损害，ATP/ADP 比值下降[27]。线粒体既是产生 ROS 的位点，又是 ROS 攻击的位点。ROS 产生增加，将打开渗透性转运孔，进而水、各种离子成分和可溶物等进入线粒体，造成线粒体膜质子电化学梯度耗散，线粒体跨膜电位降低[28]。PA(100 muM，30 min 或 12 h)孵育人脐静脉内皮细胞导致 ROS 生成增加，伴随 MMP($\Delta\psi_m$)下降，抗氧化物质（槲皮黄酮和槲皮黄酮-3-O-葡糖苷酸）能减少 ROS 的生成并有效地恢复 MMP[29]。GSH 是细胞内的自然抗氧化剂和重要的还原当量，可通过还原含巯基的酶使酶活化，进而预防、减轻、中止细胞的氧化损伤，去除线粒体电子传递链产生的过量 ROS 而引起的细胞毒性。GSH 在氧化剂存在下，通过 GPx 的作用被氧化成 GSSG，GSSG 通过 NADPH 供氢，被谷胱甘肽还原酶（GR）还原成 GSH，形成抗氧化系统的动态平衡。因此，GSH 起到维持机体氧化还原稳态的重要作用，它可清除氧自由基，保护细胞免受自由基损伤，GSSG/GSH 比例常常作为细胞 OS 的评价指标[30]。长期高脂肪膳食能引起人和鼠骨骼肌过氧化，改变组织 GSH/GSSG 比值和单纯的 GSH 含量[16]。外源性的 GSH 能够挽救高糖/β-激动剂异丙肾上腺素引起的心肌功能失常，其机制可能是这些干预能提供对抗线粒体 ROS 爆发和能量失调所必须的还原当量[31]。高脂诱导的 Ⅱ 型糖尿病大鼠,GSH 降低,高脂饮食可能通过骨骼肌组织氧化损伤、干扰骨骼肌组织胰岛素信号转导通路而诱导 IR[32]。GSH 能增强胰岛素活性和糖代谢[33],老年人注射 GSH(10 mg/min)可促进胰岛素分泌,葡萄糖钳夹实验显示注射 GSH(15 mg/min)可同时增加胰岛素分泌量及其活性[34]。

为了验证 PA 引起的 IR 是否与线粒体 OS 有关,本实验测定了细胞内 ROS 和线粒体内 ROS 的含量。研究发现 P 组 ROS、MtROS 均较对照组极显著升高,且 1 d 即刻组部分 MtROS 升高的幅度较大,说明在 PA 孵育即刻诱导产生的 ROS 中,线粒体来源的 ROS 占有更大比例,在 4 天后其 MtROS 的产生比例有所下降,但总的 ROS 增加比例显著高于 PA 孵育即刻组,而且 P 组在所有分组中的 ROS 量最大,再加上 PA 孵育导致 MMP、ATP、还原当量 GSH 含量均急剧下降,说明此剂量的 PA 导致肌管线粒体产生过量的 ROS,导致 OS,进而造成线粒体功能的损伤。综合上述研究成果,我们推测 PA 引起的 IR 的 OS 通路的机制为:PA 进入肌管,近线粒体膜的肌细胞内脂质增加,从而引起脂质大量进入线粒体,线粒体内脂质过氧化导致线粒体 ROS 过量产生,消耗肌管内的还原当量(GSH),线粒体氧化能力下降(ATP 下降,MMP 降低),引起线粒体蛋白质和 DNA 损伤,最终导致肌管线粒体功能 OS 损伤。同时,脂质过氧化线粒体脂敏感的丝氨酸激酶活性增加,IRS-1 功能性下降和/或 IRS-1 降解增加,抑制胰岛素信号通路,使得 G 的转运下降,导致 IR 发生。

2. PA 引起的过度氧化应激导致 Nrf2-抗氧化酶链功能紊乱

Nrf2 系统在 OS 反应和代谢中有重要作用,Nrf2 是 OS 的重要的抗氧化剂和解毒剂[35],而且能上调 HO-1、Gpx、NAD(P)H 和醌氧化还原酶等的表达。血红素氧合酶共有 3 种同工酶:HO-1、HO-2、HO-3。其中 HO-1 又称热休克蛋白 32,是 HO 亚型中的可诱导型,当细胞受到 OS、氧化型低密度脂蛋白、细胞因子及生长因子、内毒素等刺激时,其表达可出现增高。因此,HO-1 被认为是对 OS 比较敏感的和可靠的标志物[36]。HO-1 上调时对线粒体 OS 发挥保护作用,能催化亚铁血红素降解[37]。GPx 是哺乳动物细胞中重要的抗氧化物质,它们在保护细胞免受自由基和氧化损伤以及维护细胞内必要的还原态方面起着重要的作用,其含量和活力的变化也是评价机体抗氧化水平和健康水平的重要指标[38]。GPx 主要作用是以 GSH 为底物,与 SOD、CAT 协同作用清除机体内的各种氧自由基,保护细胞免受氧化损伤[39]。高脂饮食能降低大鼠血清 GPx 水平及肝脏、脂肪、骨骼肌等组织的 GPx mRNA 表达下降,使机体的抗氧化能力减弱,机体呈 OS 状态[40]。这些蛋白在应对 OS 时保持机体的还原稳态和细胞活性[41,42]。

OS 是 IR 的主要诱导因素[43],因此,尽管 Nrf2 在防治糖尿病综合征中的确切作用还不清楚,Nrf2、OS 和 IR 三者之间可能有相关性。许多研究用 Nrf2-KO 或 Keap1-KD 大鼠来使得 Nrf2 缺失或过表达研究 Nrf2 与 IR 之间的关系。大多数研究表明 Nrf2 系统具有调整胰岛素信号的作用:在高脂膳食的小鼠模型中已经证实,Nrf2活化(使用Nrf2激活剂)能阻止OS并减轻高脂引起的胰岛素敏感性差的现象[44]。Nrf2激活不仅能阻止高脂膳食诱导的肥胖,而且对除了脂肪组织以外的胰岛素敏感组织(如骨骼肌组织)中的脂质积累也有下调作用。因为细胞的氧还原平衡对保护胰岛素敏感性非常重要,所以抗氧化剂处于生理水平能有效保持胰岛素信号,相反,OS或毒性水平的ROS则会损害胰岛素信号。因此,Nrf2适当活化有利于提高胰岛素敏感性。实验研究发现低剂量的G使肝细胞生成低水平的ROS,细胞Nrf2和HO-1的表达反应性的增加;而高剂量的G处理则生成高水平的ROS,下调Nrf2和HO-1的表达,导致细胞OS损伤[30]。老龄鼠与青年鼠的心脏相比表现为显著的OS(ROS生成显著增加,还原率GSH/GSSG显著下降)[45],说明老龄鼠Nrf2信号的损坏与GSH损耗和心脏OS有关。梯度剂量的PA对β细胞Nrf2及其下游抗氧化酶(SOD2、CAT、GCLc、GCLm、GPx1和HO-1)的影响的相关研究也表明,低剂量的PA(50～200 $\mu mol/L$)能够促进Nrf2抗氧化酶链相关基因的表达,而高剂量(400～800 $\mu mol/L$)的PA则会抑制相关基因的表达[30]。Uruno A[46]通过敲除Keap1亚等位基因的方式来活化Nrf2信号显著抑制糖尿病的发生,因此,Keap1-Nrf2系统是预防糖尿病综合征的重要靶点。另一些研究则认为Nrf2缺失对糖稳态有正向作用,Nrf2活化会损坏胰岛素信号和糖摄取。Chartoumpekis[47]的研究表明Nrf2 KO鼠比野生型鼠具有更好的糖耐受性和胰岛素敏感性。Zhang[48]的研究表明Nrf2缺失的大鼠在饲喂高脂饲料后能保持较低的血糖水平和正常的糖清除率,因此,Nrf2的缺陷好像能保护大鼠免受高脂引起的高血糖的危害。还有研究表明不管膳食类型如何,Nrf2缺失的大鼠具有更好的胰岛素敏感性。

　　为了分析PA对Nrf2/ARE通路的影响,我们检测了Nrf2的活性形式(细胞核Nrf2)的含量及其下游重要的抗氧化酶HO-1的蛋白含量和GPx酶活性变化。研究发现1 d即刻组较对照组核内Nrf2表达轻度增加,原因可能是PA孵育即刻后OS过强,导致了对此通路一定程度的抑制;3 d-24 h分组的PA组较对照组极显著下降,说明此时PA组的Nrf2抗氧化酶链可能被OS损坏了。HO-1蛋白含量在两个分组中均无显著性变化,而GPx酶活性则显著性(1 d即刻分组)和极显著性(3 d-24 h分组)下降,说明PA孵育导致GPx酶活性的抑制,PA孵育的肌管在撤除了PA,使用基础分化培养基继续培养4天后,进一步破坏GPx酶活性,使得肌管抗氧化能力急剧下降。因此,PA导致了Nrf2-抗氧化酶链的功能紊乱。

3. Nrf2-抗氧化酶链在PA引起的肌管氧化应激损伤中的作用机制

　　早期的研究认为IR由胰岛素信号的缺陷造成,包括胰岛素受体底物-1(IRS-1)[49],我们逐渐认识到IRS-1信号缺陷不是产生IR的始作俑者,而是其他因素改变的结果[50]。FFA能直接引起IR情况下骨骼肌线粒体功能受损[2]。在肥胖病人和T2DM患者骨骼肌中表现出氧化能力受损和氧化磷酸化能力电子传递链和三羧酸循环活性下降[51],骨骼肌线粒体密度下降[52]。健康的人或动物给予脂质灌注或高脂膳食会导致线粒体 ATP 合成、线粒体呼吸和氧化磷酸化能力下降[53]，在分离的骨骼肌细胞中也发现同样的结果。饱和脂肪酸（PA 和硬脂酸）可以引起 C2C12 肌管胰岛素诱导的糖原合成、糖氧化和乳酸盐生成下降，基础糖氧化也下降，同时还引起线粒体功能损伤（表现为线粒体超极化和 ATP 生成均下降），FFA 也引起胰岛素诱导的 Akt 活性下降。这些表明：FFA 引起的线粒体功能损伤与胰岛素诱导的糖代谢损伤有关[2]。而线粒体功能损伤与线粒体 OS 息息相关。OS 是指由于氧自由基过量生成或细胞内抗氧化防御系统受损，导致氧自由基及其相关代谢产物过量聚集，从而对细胞产生多种毒性作用的病理状态[54]。OS 包括外源性和内源性，是细胞损伤的主要原因。

　　OS 与 IR 之间的关系早被确认[55]，然而，最初对于这一现象的解释是认为 OS 是高糖引起的 IR 的结果[55]，更进一步的研究揭示了 OS 是引起 IR 的原因[18]。最近研究认为，引起 IR 的 OS 与线粒体 ROS 生成增加有关[16]，MtROS 生成是引起 PA 诱导的线粒体功能异常和 IR 的首要步骤[56]。Hoehn K L[57] 的研究表明线粒体超氧阴离子生成是 IR 的上游事件，IR 或许是抗氧化防御机制的一部分，从而保护细胞免受进一步的氧化损伤，是细胞对外来 OS 的一种保护性反应，从而试图使细胞恢复到原来的氧化状态。因此，研究者认为线粒体 OS 是比线粒体功能更可靠的表征 IR 的指标[57]。过量的营养摄入导致线粒体 ROS 生成过多而引起的 OS 可能是引起 IR 的最初的异常阶段[16]，OS 是 IR 形成过程中的始发因素。或者我们可以这样理解：IR 实际上是机体阻断能量的过量供应的一个适应性反应，在能量过量供应过程中，线粒体是一个主要的能量产生部位，它通过产生 ROS 引起负反馈调节来阻止胰岛素的效应，从而产生了 IR。而 OS 引起 IR 的机制还没有完全弄清楚。总之，上述结果都表明高 FFA 能直接引起 IR 情况下骨骼肌线粒体功能受损。在高糖和 FFA 引起的组织及细胞损伤作用中，最先出现的是 OS，紧接着才是其他信号途径的激活。

　　线粒体对 OS 非常敏感，衰老、IR、T2DM 和心血管疾病都与线粒体功能异常有关。Nrf2 信号在保持线粒体稳态和在线粒体生成的 ROS 的细胞保护中发挥重要作用。He X[58] 用高糖引起心肌氧化损伤，发现心肌通过 Nrf2 发挥抗氧化损伤作用，其 Nrf2 作用的重要靶点是线粒体呼吸。高脂导致肝脏 UCP2 表达上调，从而导致 ATP 含量显著下降，同时高脂引起线粒体蛋白氧化显著增加，线粒体呼吸链复合物 I 活性显著下降，导致线粒体功能损害也是导致 ATP 下降的原因。而且线粒体复合物 I 活性显著下降，会导致 ROS 生成增加，又反过来加剧了 OS。高脂组蛋白氧化和脂质氧化物 4-HNE 显著增加，肝脏呈 OS 状态。肝脏对 OS 反应，导致肝脏 GSH 因高脂显著增加，但 GSH/GSSG 则下降。GSH 含量既受 II 相解毒酶的调节，又受 Nrf2 调节，同样，高脂组 Nrf2 及其下游的靶基因 HO-1 和 NQO-1 也显著增加[32]。Nrf2 介导的保护作用能引起 GSH 水平增高[59]，因为 GSH 消耗能够引起 MMP 去极化从而增加 ROS 生成，这和 IR 和 T2DM 都有关系。糖尿病人线粒体 GSH 水平下降,而且线粒体在胞浆 GSH 消耗后不能恢复。许多研究表明线粒体 ROS 能够活化其下游保护性机制,包括 Nrf2/ARE 信号途径[60],最近研究表明 Nrf2-Keap1 或许在线粒体定位蛋白 PGAM5 的作用下存在于线粒体外膜上,从而直接感受线粒体 ROS 的释放[61]。因此,线粒体和 Nrf2 之间的相互作用还需要进一步研究。

Nrf2 作为主要的胞内抗 OS 的机制引起了极大关注。然而,其在代谢性疾病的功能改变最近才被关注,并需要更深一步的研究。在许多病理状态中都证实了 Nrf2 的功能损害,比如衰老、神经退行性疾病和 IR,其机制都与 OS 相关,而 Nrf2 活化改变了这些疾病的功能异常[44]。Nrf2 调控的抗氧化酶在机体内构成了一个潜在的"抗氧化酶链",以此抵御各种 OS 损伤。一旦 ROS 生成过量,Nrf2 调控的抗氧化酶链受到损伤,则会导致 OS 损伤持续加重,Nrf2-抗氧化酶链损伤是高脂诱导 OS 损伤的关键[62]。因此,认为 Nrf2 系统的功能异常与这些疾病的病理发展有关,Nrf2-抗氧化酶链损伤是高脂诱导 OS 损伤的关键。OS 和 IR 有因果关系[44],因此,有理由相信 Nrf2 活化是一个潜在的治疗糖尿病的药物靶点[63]。

由前述两部分的结果和现有的关于线粒体功能损伤与 IR、MtROS 与 IR、线粒体功能损伤与 ROS 介导的 Nrf2 系统的激活,以及 Nrf2 系统与 IR 之间的关系,我们可以推断:PA 孵育即刻导致肌管及线粒体产生过量 ROS,ROS 攻击细胞,造成细胞线粒体功能 OS 损伤,进而引起肌管 IR。PA 孵育产生的过量 ROS 还可损坏 Nrf2/ARE 信号通路,使其 Nrf2 的核转位下降及下游的抗氧化酶蛋白合成和酶活性下降,从而引起 Nrf2-抗氧化酶链的功能紊乱,导致机体产生更多 ROS。ROS 的生成超过机体的清除能力时,就会发生机体多器官的氧化还原平衡的紊乱,氧化还原平衡紊乱的持续加剧会进一步导致 OS 损伤的发生,形成 ROS→线粒体功能损伤→Nrf2-抗氧化酶链 OS 损伤→IR 的恶性循环。而且,从我们的研究结果可以看出,PA 孵育后一段时间(本实验为 4 天)对线粒体功能(MMP、ATP 和 GSH 结果验证)、Nrf2 核转位及 IR 状态均较 PA 孵育即刻的影响要大得多。研究表明 500 mol/L 的 PA 处理 C2C12 细胞 6 h 后,不足以引起 IR;然而,当 PA 孵育细胞 6 h 后,再经过不含 PA 的培养基培养 12 h,细胞发生了明显的 IR,暗示着 PA 进入细胞后需要经过一定时间的代谢,累积到足够量的代谢中间产物才能引起胰岛素敏感性的降低,这些代谢中间产物主要包括三酰甘油(TG)、二酰甘油(DAG)、长链酰基 CoA 和神经酰胺,其积累是引起骨骼肌 IR 的主要原因[64]。因此,我们推断引起上述结果的原因可能是 PA 在肌管内的代谢产物造成的,而不仅仅是 PA 在肌管内积聚造成的脂毒性效应本身。

（二）Nrf2-抗氧化酶链在运动改善正常肌管功能中的调控机制

1. EPS 对 ROS、膜电位、GSH、ATP 及 Nrf2-抗氧化酶链影响的急性效应

运动时由于对氧的需求量增加,可以引起一定量的 ROS 产生,运动引起的

ROS 增幅在 2%～10%[65]。急性运动可使有训练及无训练机体线粒体快速诱导产生 ROS，提示在急性运动过程中 MtROS 的生成是一种正常生理过程[66]，适宜的 OS 反应对维持机体正常的生命活动是必需的。动物实验显示：低强度运动可以使大鼠体内的丙二醛和蛋白羰基化水平下降，运动通过降低机体的 OS 水平而产生生理适应[65]。体内主要的抗氧化酶包括 SOD、GPx、CAT，这些抗氧化体系可抑制体内 ROS 的过度产生或阻止它们对线粒体内膜结构的损伤攻击，在细胞还原电位的保持上起了重要的作用。GSH 是细胞内的还原当量，GSH/GSSG 常作为细胞内氧化还原状态的指示剂[65]。多数研究表明，一次急性运动可引起骨骼肌 SOD、CAT 和 GPx 等抗氧化酶的活性增高[67]。抗氧化能力的改变主要是由于运动中 ROS 高水平的产生。一次急性运动（6 h 为一次的长时间游泳运动）后同安静组比较，骨骼肌线粒体 COX Ⅳ 活性在运动后即刻、运动后 3 h、6 h 组明显升高；SOD 活性在运动后即刻、3 h、6 h、12 h 组明显升高[68]。

机体在安静状态下不需要 Nrf2/ARE 信号诱导因子 Nrf2，只有机体处于应激状态才被需要。研究 Nrf2 的活化/稳定对于预防、治疗多种 OS 引起的疾病是非常重要的。实验和临床研究使用抗氧化补充剂对抗机体的 OS 紊乱，发现抗氧化剂具有非特异性和有害的副作用[69]。在适宜的 OS 和亲电子物的作用下，Nrf2-抗氧化网络被适应性地激活，Nrf2 通过调控其下游的抗氧化酶和 Ⅱ 相解毒酶的表达，重建氧化还原稳态。急性运动刺激能引起野生型小鼠心肌 Nrf2/ARE 通路的激活[70]，为了研究急性运动对 Nrf2 信号的作用机制，分析了野生型和 Nrf2 基因敲除大鼠心肌 ROS 水平的变化，发现急性运动能引起 ROS 生成增加，核 Nrf2 蛋白含量显著增加，Gpx1 显著增加，这些表明线粒体可能是急性运动引起 ROS 生成的主要部位，ROS 和亲电子应激是引起急性运动介导的 ROS 导致的 Nrf2-Keap1 复合物分离、Nrf2 激活及随后的抗氧化酶的转录的主要因素[71,72]。然而，Nrf2 缺失对急性运动的反应则表现为 OS，表现为 GSH 和 GSH/GSSG 表达下降[70]。Gounder S S[45]研究表明急性运动刺激可以活化青年鼠 Nrf2 信号，增强其心肌的抗氧化功能，高强度耐力运动后，青年鼠的 Nrf2 相关的抗氧化酶蛋白含量和基因表达显著增加。运动可以增加 Nrf2 及抗氧化酶表达，急性运动可诱导 Nrf2/ARE 信号，是一种非药理学诱导物，也是机体的一种适应性反应机制。

本研究表明一次 EPS 可引起 C2C12 肌管 ROS 显著增加，而 MtROS 与对照无差异，ROS 的主要来源有线粒体呼吸链和黄嘌呤氧化酶途径，此结果说明 60 min 的一次性 EPS 引起的 ROS 变化主要来源于后者。EPS 没有引起 MMP 和 ATP 含量变化，说明此刺激强度没有明显改变线粒体的功能完整性。此 EPS 强度能活化 Nrf2 抗氧化酶链，表现为引起肌管 GPx 活性增强，还原当量有所下降，HO-1 和核 Nrf2 蛋白含量显著增加。

2. EPS 对 ROS、膜电位、GSH、ATP 及 Nrf2-抗氧化酶链影响的长期效应

耐力训练是一种能改善机体对氧化损伤耐受行之有效的干预方式。虽然高浓

度的 ROS 对细胞功能是有害的,而适度运动过程中产生的轻微的 OS,产生一种对生理抗氧化剂适应的刺激,通过运动引起的中等程度的 OS 产生良好的适应能力[73]。机体对规律性运动引起的 OS 现象具有适应性代偿机制,包括使抗氧化酶参与的抗氧化系统增强和机体修复机制更加完善,导致机体基础氧化损伤的下降,对抗 OS 的能力增加[74]。Davies 和同事已经证明适宜的运动可以减弱 OS[75-77]。规律运动可导致线粒体数量增加,从而降低氧化负荷,减少 ROS 产生[78]。研究表明 10 周的有氧运动可引起每千克体重的线粒体呼吸能力显著增加,每个线粒体的复合物 I 引起呼吸增加和呼吸下降,线粒体生物合成增加[79]。

运动引起的非病理性的 ROS 生成能激活抗氧化酶的转录程序。这些抗氧化酶中,线粒体中的 Mn-SOD 是运动训练后持续增加的抗氧化酶[80],且高强度的运动训练优于低强度训练[81]。耐力运动后(前 4 周每次游 40 min,每天 1 次;后 2 周每次游 60 min,每天 1 次,共游泳 6 周)能引起线粒体 COX IV 活性升高,而且 SOD 活性在运动后 18 h、24 h 组明显升高[68]。规律的耐力训练对 GPx 活性的影响研究认为其可导致运动肌 GPx 活性的增加,并且使线粒体 GPx 增加的程度更高[82]。运动强度越大或持续时间越长引起 GPx 活性升高程度越大,研究显示经常从事静坐生活方式的男性和女性,40 周的跑步训练后,其血 GPx 的活性也增强[83]。规律的耐力训练可增加骨骼肌 GSH 含量,特别是高强度和长时间的运动可以提高大鼠和狗后肢肌肉 GSH 的含量[84],同时,长期运动训练能减少脂质过氧化和蛋白羧基化的水平,增加 GSH 的含量[85]。虽然不同的抗氧化酶对急性和长期训练的反应不同,但运动强度是重要的决定因子,胞内的抗氧化防御随耐力训练强度的增强而增加[86]。运动的强度也影响 Mn-SOD 活性,低强度的跑台运动对抗氧化酶的影响没有高强度的运动训练有效。适宜强度的耐力训练可提高组织 SOD、GPx 等抗氧化酶的活性,降低 MDA 含量,毛文慧[87]的研究发现,在一定的强度范围内,机体抗氧化酶的活性与训练强度正相关,超过了这个强度范围,酶的活性反而降低。4 周的运动能增加健康者的 G 摄入、ROS 敏感的胰岛素敏感性和 ROS 防御能力相关的转录调节因子的表达。运动也能引起 SOD 增加,而这种增加的能力在加入抗氧化剂(V_C 和 V_E)后被阻止。因此,运动产生的 OS,可以引起内源性抗氧化能力的适应性反应,而额外补充的抗氧化剂则会阻止运动对人体健康的促进效应[88]。

还原敏感性细胞信号的激活不仅是运动后发生适应性的原因,也许还是运动适应的必须过程。研究发现通过补充外源性抗氧化剂减弱氧化还原信号,许多运动训练的有益效应均被削弱了[73]。虽然未经实验验证,Nrf2 可能是运动引起的对还原敏感细胞信号适应性调节的最佳候选。运动时 Nrf2 和还原敏感性细胞信号之间的直接关系还不清楚,Nrf2 通过对亲电子物质和 OS 调节细胞存活通路,因此 Nrf2 在调节运动引起的细胞的良好适应性方面也发挥核心作用。研究发现中等强度训练后能增加青年鼠 ARE 下游的大部分抗氧化酶转录活性和蛋白水平,使得青年鼠机体产生适应性的还原稳态[45]。活跃的生活方式或规律的运动是决定细胞氧还状态的重要因素,活化 Nrf2-Keap1 氧还信号可能是运动行为改善机体线粒体功能、增强对抗 OS 的缓冲能力,以及降低由于不运动而导致的 OS 致使骨骼肌损伤的一个非常有效的途径。

本研究表明长期 EPS 可引起 C2C12 肌管 ROS 显著增加,而 MtROS 与对照无差异,说明单纯长期 EPS 后,肌管 ROS 水平还没有完全恢复,而肌管 MtROS 水平差不多恢复到正常水平。EPS 没有引起 MMP 变化,恢复期后 ATP 含量显著增加,说明长期运动引起恢复期 ATP 合成增加,线粒体的功能增强。此 EPS 强度能活化 Nrf2-抗氧化酶链,表现为引起肌管 GPx 活性增强,HO-1 和核 Nrf2 蛋白含量显著增加,GSH 和 GSH/GSSG 明显增加,说明长期 EPS 产生的 ROS 激活了 Nrf2 系统,并增加了肌管还原当量的储备,使肌管具有更强地应对 OS 的能力。

(三) Nrf2-抗氧化酶链在运动促进 IR 肌管功能改善中的调控机制

1. EPS 促进 PA 引起的线粒体氧化应激损伤的修复及 IR 改善

体育锻炼对健康有许多有利的影响[89],而且能提高 IR 状态机体的 G 代谢[90],增加 T2DM 患者骨骼肌的胰岛素敏感性[91]。此外,体育锻炼已被证明对预防高危个体患 2 型糖尿病有很好的效应[92,93],而且可能比最广泛使用的抗糖尿病药物——二甲双胍更有效[94]。运动和减肥一样,与线粒体代谢的活化有关,线粒体代谢下降又与 T2DM 有关[95]。Dubé J J[96]研究发现无论是超重或肥胖,还是 IR 的老年人,16 周的中等强度运动都可引起骨骼肌氧化能力的标志物——线粒体氧化酶活性增加,线粒体电子传递链活性增强,氧化型肌纤维比例增加,胰岛素敏感性增强,说明中等强度运动可以改变由于衰老和/或肥胖引起的代谢紊乱。最近研究也发现运动训练能提高 T2DM 患者线粒体功能,并伴随胰岛素敏感性的增加[97],认为体线粒体功能的增加或许与线粒体含量和/或每个线粒体功能的增加有关[97]。另一研究与此结论一致,认为运动训练增加能够使质膜糖浓度的改变与线粒体含量的增加显著相关[98]。

然而,线粒体也是 ROS 的主要来源,ROS 是氧化 G 代谢的不可避免的副产品,肌肉在收缩和体育锻炼时也生成 ROS[99],因此,有人提出至少是在非灵长类的模型系统中,ROS 才可能参与调节一些健康促进的效应[100,101]。能量过剩是 OS 主要的始动因素,运动能增加能量消耗,还能够产生适量的 ROS 来调节胞内抗氧化酶的基因表达,改善细胞内的抗氧化能力,减少 OS。OS 还可使骨骼肌 IRS-1 磷酸化水平恢复正常,从而有利于胰岛素信号 PI3K 通路的正常转导[102]。运动引起胰岛素敏感性增强,这两者之间的关联分子是 ROS,说明 OS 在阻止 IR 中发挥作用。研究发现 ROS 的短暂增加对机体具有有益效应,训练引起的 ROS 的短暂性生理性增加是 T2DM 患者胰岛素敏感性增加[88]和对高脂膳食引起的大鼠 IR 的保护作用[12]的重要方面。另有研究发现 T2DM 患者的线粒体 ROS 的释放量比对照组高,而运动训练则会引起 ROS 下降[79],3 周中等强度的跑台运动(60% VO_{2max})

能使糖尿病大鼠中性粒细胞和巨噬细胞产生的 ROS 下降,因此,认为中等强度的运动对糖尿病大鼠具有显著的抗氧化作用[103]。运动和骨骼肌 ROS 活化的 PGC1α 和 PGC1β 在提高胰岛素敏感性中有重要作用[104]。在对运动训练的适应能力方面 T2DM 患者与肥胖对照者无差异[79],表明无论受试者的 IR 程度如何,有氧运动都能提高肌肉的氧化功能。有趣的是,另有研究发现 IR 患者对运动训练的反应较低[105],与非肥胖的正常对照组相比,IR 非糖尿病的患者对急性运动引起的线粒体生物合成相关蛋白的含量和表达的反应较低[106]。有研究表明肥胖者对相同运动负荷的 OS 反应更大,其机制是运动在肥胖者中加速了 ROS 的形成或过度透支了可利用的抗氧化池,导致了脂质过氧化反应[65]。

长期有氧运动训练使正常和 8 周高脂膳食诱导的 IR 小鼠骨骼肌线粒体融合和分裂均增强,促进线粒体呼吸功能和 ATP 合成能力,有利于预防和改善 IR[107]。65%～75%最大强度的耐力运动提高了老龄小鼠骨骼肌的 MMP,表明耐力运动对老龄小鼠维持线粒体功能、防止肌细胞凋亡有重要意义[108]。研究表明以 70%最大摄氧量强度进行 7 周规律运动的肥胖鼠,GSH、Mn-SOD 和 GPx 活性比不运动肥胖鼠明显增加,而肥胖的运动鼠与非肥胖运动鼠 GPx 和 Mn-SOD 活性无显著性差异,提示规律的有氧运动可以明显改善肥胖机体的 OS 状态[65]。在正常生理及糖尿病病理情况下,三种运动方式(一次急性运动、耐力训练和间歇性冲刺训练)都显著升高了 GSH/GSSG 比率[109]。

与 IR 肌管相比,EPS 60 min 能增加 IR 肌管 ROS 和 MtROS 水平,降低 ATP 和还原当量含量(无显著性),而 MMP 水平没有显著变化,说明 PA 和 EPS 两种处理方式均可导致肌管 ROS 产生,且具有叠加效应,EPS 即刻加剧了 IR 肌管的 OS,进一步消耗 ATP 和 GSH,但线粒体膜功能仍然比较完善。P+E 组较 E 组显著增加,其机制是 EPS 导致 IR 肌管产生更多的 ROS 或者 P+E 组过度透支了肌管内可利用的抗氧化池。长期 EPS 24 h 后,ROS 和 MtROS 水平均极显著性下降,且 P+E 组 ROS 水平显著高于对照组,MtROS 水平则与 E 组无显著性差异;ATP 水平、MMP 和还原当量显著增加,且与对照无差异,说明对 IR 的肌管实施长时间 EPS,可显著下降其 ROS 水平,但没有恢复到正常肌管水平,而 MtROS 水平则恢复到正常肌管的水平,ATP 合成能力增加,促进其 ATP 的合成,增加 IR 肌管的 GSH 储备,使得 IR 肌管的线粒体功能更加完善,线粒体功能基本恢复到正常水平。

2. EPS 增强 IR 肌管 Nrf2 系统抗氧化能力

目前认为 Nrf2 激活是细胞抗击 OS 的关键步骤,Nrf2 通过激活其下游抗氧化酶活性来调节细胞 OS,从而在 IR 改善中发挥重要作用。许多能刺激 Nrf2 途径的物质被应用到改善 IR 的相关研究中。最近研究表明姜黄素能通过活化 Nrf2 信号来调节骨骼肌线粒体的还原平衡来提高胰岛素敏感性[110]。奥替普拉能通过活化 Nrf2 信号通路,改善高脂喂养的大鼠的糖代谢,阻止高脂对胰岛素信号的伤害,阻止 GLUT4 损耗,而且能恢复下降的 AMPK 信号,降低 GLUT4 的表达[44]。鞣花酸能提供 Nrf2 的水平,减弱高糖、高脂引起的大鼠代谢综合征[111]。Nrf2 的激动剂(Dh404)能通过调节 ERK 途径减弱体内和体外培养的心肌细胞 IR。Zhao S G[112]研究表明姜黄素能减弱 ROS 介导的肝细胞 IR,至少部分归因于 Nrf2 的核转位增加,表明 Nrf2 核转位增加可改善 OS 诱导的细胞 IR。在糖尿病细胞模型中,激活 Nrf2/ARE 通路可对抗 ROS 导致的内皮细胞 OS 损伤[113]。在糖尿病小鼠模型中,Nrf2 激活剂干预组与糖尿病组相比,Nrf2 激活剂可保护糖尿病小鼠肾脏不受 OS 损伤,这可能与 Nrf2/ARE 通路部分激活,使得 HO-1 过多表达有关[114]。Nrf2 核转位能够改善高脂饮食引起的 IR 的肝脏组织学及肝脏功能改变,可能与 Nrf2 核转位上调 II 相抗氧化酶的表达、减轻肝脏 OS 水平、增加 IRS-1 磷酸化水平有关[115]。上述研究表明:通过 Nrf2 激动剂或一些物质短暂增加 Nrf2 的表达能改善糖稳态并提高胰岛素敏感性。因此,能激活 Nrf2 的这些物质可以作为改善 IR 的一种治疗手段[116]。

运动对 OS 机体的 Nrf2 的影响的相关研究很少,现在的研究主要集中在运动对衰老引起的 OS 的 Nrf2/ARE 信号系统的激活方面,而没有运动对 IR 或 T2DM 机体的抗 OS 通路的相关研究。Nrf2 基因敲除鼠(衰老鼠)则呈现 OS,急性运动刺激对 OS 小鼠的心肌的 Nrf2 系统则具有破坏作用,表现为一些抗氧化基因的低表达和转录下降。[70]。Narashimhan M[117]的研究认为急性耐力运动应激性增加衰老的骨骼肌 Nrf2 基因敲除小鼠的抗氧化能力,表明急性运动应激激活了 Nrf2 非依赖性的抗 OS 通路(如 PGC1α)。有氧间歇训练可以提高心肌梗死的心肌细胞的抗氧化酶含量、Nrf2 和 p-AMPK 蛋白含量增加、PI3K 信号活化,从而有效地减轻心肌梗死引起的氧化损伤[118]。Gounder S S[45]研究了不同运动形式对老龄鼠 Nrf2 基因表达的影响,研究表明老龄鼠的心脏中可诱导的抗氧化途径 Nrf2/ARE 系统被损坏,急性运动刺激后与青年鼠相比其心肌仍呈现明显的 OS,高强度的耐力运动刺激极易使老龄鼠产生 OS,不能引起抗氧化酶的增加,而 6 周的中等强度运动后老龄鼠的还原稳态适应性增加,使得老龄鼠心脏的核内 Nrf2 及下游抗氧化酶水平增加至对照水平。这些研究成果表明中等强度耐力运动可以增强老龄鼠心肌 Nrf2 功能及内源性保护机制,能对抗衰老引起的 ROS 增加,保护心肌不受 OS 损伤。研究者[119]研究了在衰老不同时期进行中等强度运动对 Nrf2 抗氧化通路的影响,发现终身和在衰老引起的生理机能低下的早期进行中等强度的运动对于通过激活 Nrf2/ARE 系统对抗机体的 OS 最有效。

本实验首次采用 EPS 模拟运动研究了急性运动刺激和长期耐力运动后恢复期对 IR 肌管的 Nrf2 抗氧化通路影响的相关机制。研究结果表明 EPS 60 min 和长期 EPS 均能极显著性增加 IR 肌管 Nrf2 蛋白含量和 HO-1 含量,且两种蛋白含量均极显著性高于正常对照组,低于 EPS 组。同时又能显著增加其 GPx 酶活性,说明一次运动可活化 IR 状态的肌管 GPx 活性,激活 Nrf2-抗氧化酶链,使得其能更有效地应对 EPS 和 PA 对 ROS 产生的叠加作用,使抗氧化酶活性和蛋白含量增加,以有效清除过多的 ROS。长期 EPS 的恢复期 P + E 组的 Nrf2-抗氧化酶链相关蛋白含量均较一次 EPS 组有所下降。说明蛋白和酶活性受急性运动的效应影响较大,耐力运动恢复期后其水平有所恢复。

3. Nrf2-抗氧化酶链在 EPS 改善 IR 肌管功能中的作用机制

Nrf2 系统和 IR 有着密切关系,一方面,胰岛素和它的效应因子 Akt/PKB 可以调节 Nrf2 的功能:Nrf2 可以直接被 Akt 磷酸化,阻止其核转位[120],Nrf2 的核转位抑制可能是胰岛素信号引起衰老加速的机制之一,衰老小鼠发现 Nrf2 功能缺陷[121],而衰老通常伴随 IR。同时 Nrf2 的活化也需要胰岛素信号[122,123]。在哺乳动物中,是胰岛素信号受损影响了 Nrf2 的功能还是 Nrf2 的功能受损影响了胰岛素信号还需进一步实验验证。另一方面,Nrf2 系统具有调整胰岛素信号的作用,诱导 HO-1 表达或者激活 Nrf2 系统对于 IR 具有明显的改善作用[124,125]。在高脂膳食的小鼠模型中已经证实,Nrf2 活化(使用 Nrf2 激活剂)能阻止 OS 并减轻高脂引起的胰岛素敏感性变差的现象[44]。Nrf2 激活不仅能阻止高脂诱导的肥胖,而且对除了脂肪组织以外的胰岛素敏感组织(如骨骼肌组织)中的脂质积累也有下调作用。因为细胞的氧还平衡对保护胰岛素敏感性非常重要,所以抗氧化剂处于生理水平,能有效保持胰岛素信号,相反,OS 或毒性水平的 ROS 则会损害胰岛素信号。Nrf2 系统是机体氧还平衡调节的重要的内源性抗氧化系统,因此,Nrf2 适当活化有利于提高胰岛素敏感性。

Nrf2 系统在健康者和糖尿病者的抗 OS 中具有重要作用。健康老人的有规律身体活动能激发内源性抗氧化潜力,降低脂质过氧化[126]。糖尿病人 Mn-SOD 水平下降,低强度运动能增加 Cu/Zn-SOD 蛋白表达,而中等强度运动能增加 Mn-SOD 含量[127]。运动在糖尿病人 SOD 选择性表达的生理作用及其重要性还需进一步的实验佐证。Niess[128]研究表明半程马拉松跑引起耐力训练者白细胞 HO-1 水平增加,另外,他们测定了对照组未训练者的胞浆 HO-1 水平,发现未训练者 HO-1 水平比运动员高。他们认为运动员有较低的 HO-1 基础表达值,反映了他们对规律运动的适应机制。

研究表明身体运动能降低衰老相关的 OS 水平,增加啮齿类抗氧化防御系统的活性[129]。即使短时间运动也能引起心肌 SOD 的活性[130]和肝脏、肾脏和心脏[131]以及骨骼肌[132]GPx 的活性。前期研究表明衰老的大鼠较青年鼠具有较低的 Nrf2 活性和抗氧化酶活性,并伴随更高的 OS 水平[133]。研究也表明不同的运动形式及衰老的不同时期均能上调衰老鼠的 Nrf2 抗氧化酶系统相关因子的表达。运动能增加老年鼠肾脏近球小管的核 Nrf2 的表达[134]。我们的研究首次证明了一次急性运动和长期耐力训练通过 Nrf2/ARE 通路的激活来抗 OS,从而提高胰岛素敏感性的机制,为保护骨骼肌 IR 提供了一种非药物类的抗氧化保护方式。EPS、PA、IR、线粒体功能及 Nrf2/ARE 之间的关系如图 4-9 所示。

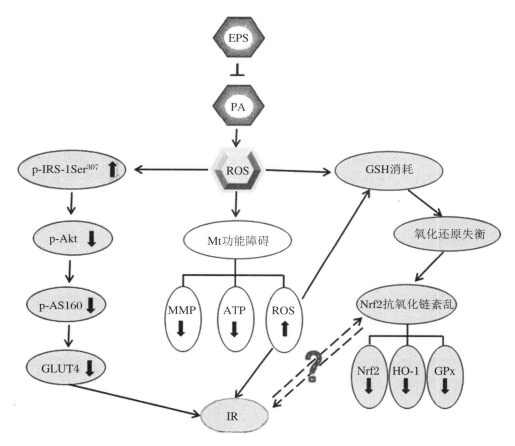

图 4-9　EPS 改善 PA 诱导的 C2C12 肌管 IR 的 Nrf2/ARE 信号机制

⊥ 表示抑制,箭头为本书研究内容,虚箭头为本书没涉及的内容。

五、总结

本研究通过分析 PA 和/或 EPS 对 C2C12 肌管 ROS 含量、细胞能量代谢相关指标和还原当量的变化,分析 PA 和/或 EPS 引起的 OS 对线粒体功能的不同影响;通过检测 Nrf2-抗氧化酶链相关指标的变化,分析 PA 和/或 EPS 对 Nrf2 抗氧化系统的影响。以期认识线粒体功能、IR 和 Nrf2 三者之间的内在联系,为 Nrf2 可能作为运动治疗 T2DM 和提高胰岛素敏感性的分子靶点提供实验依据。分化 5 天的 C2C12 肌管,根据 EPS 方案不同,分为 EPS 1 d 即刻组和 EPS 3 d-24 h 组,以上每个分组又分为 0 对照组(0)、EPS 组(E)、PA 孵育组(P)、PA + EPS 组(P + E)。研究结果显示:① 两大分组 P 组与对照组相比,ROS、MtROS 均极显著性升高;1 d 即刻分组 MMP、ATP 有所下降,但无显著性;GSH 含量和 GSH/GSSG 均极显著性下降,GPx 活性显著下降。EPS 3 d-24 h 组,P 组 MMP、ATP、GSH 和 GSH/GSSG 以及 GPx 酶活性均较对照组极显著性地下降,除了 3 d-24 h 分组中 P 组 Nrf2 较 0 组有极显著下降外,其他各组核 Nrf2 和 HO-1 蛋白含量均无显著性改变。② 两大分组 E 组与对照组相比,ROS 含量均较对照组极显著升高,MtROS 无显著性变化;EPS 1 d 即刻组 MMP、ATP 和 GSH/GSSG 比值有所下降,但无显著性;GSH 含量显著下降,GPx 酶活性显著升高。与对照组相比,EPS 3 d-24 h 组 MMP 升高但无显著性,ATP、GSH 含量和 GSH/GSSG 比值显著增加,GPx 活性无显著变化。除 EPS 3 d-24 h 分组的 E 组较 0 组 Nrf2 蛋白含量无显著性变化外,其他各组 Nrf2 和 HO-1 蛋白含量均极显著性增加。③ P + E 组与 P 组相比,在 EPS 1 d 即刻分组中,ROS 含量极显著增加,MtROS 含量增加不显著,但较对照显著性增加;MMP 有所增加,GSH 含量和 GSH/GSSG 比值有所下降,但均无显著性差异;ATP 显著下降,GPx 活性显著升高,达对照组水平。在 3 d-24 h 分组中,P + E 组 ROS 和 MtROS 均较 P 组极显著性下降,MMP、GSH 含量和 GSH/GSSG 比值显著升高,ATP 和 GPx 酶活性极显著增加,与对照组无显著性差异,两大分组中 Nrf2 和 HO-1 蛋白含量均极显著性增加。由此,得出以下结论:① PA 孵育可引起肌管 OS,导致线粒体功能障碍,使肌管出现 IR;PA 引起的 OS 还可使肌管的氧化还原失衡,导致 Nrf2-抗氧化酶链功能紊乱,但 IR 与 Nrf2 系统之间的关系尚不清楚。② 一次 EPS 通过激活 Nrf2 抗氧化酶链,以应对急性运动导致的 ROS 大量产生,在此过程中消耗了能量和还原当量,而能保持线粒体膜的完整性,长期 EPS 经 24 h 的恢复后,ROS 仍然保持在较高水平,促使 Nrf2-抗氧化酶链活化,这可能是运动训练的适应性效应,以使肌管具有更强的应对 OS 的能力。经过恢复期后,肌管能量储备和还原储备均增加,线粒体的功能增强。③ EPS 可减弱 IR 肌管的 OS,改善线粒体功能,提高肌管的胰岛素敏感性;EPS 还可以通过激活 Nrf2 抗氧化通路,促使 IR 肌管达到氧化还原稳态。

参 考 文 献

[1] Muin J K, Rodolfo V, Ann A, et al. Public Health Genomics Approach to Type 2 Diabetes[J]. Diabetes, 2008, 57(11):2911-2914.

[2] Hirabara S M, Curi R, Maechler P. Saturated fatty acid-induced insulin resistance is associated with mitochondrial dysfunction in skeletal muscle cells[J]. J Cell Physiol, 2010, 222(1):187-194.

[3] Yuzefovych L, Solodushko V A, Wilson G, et al. Protection from palmitate-induced mitochondrial DNA damage prevents from mitochondrial

oxidative stress, mitochondrial dysfunction, apoptosis and impaired insulin signalling in rat L6 skeletal muscle cells[J]. Endocrinology, 2012, 153(1):92-100.

[4] Tobias A B, Sabine W. The cytoprotective Nrf2 transcription factorcontrols insulin receptor signaling in the regenerating liver[J]. Cell cycle, 2008, 7(7):874-879.

[5] Nadeau K J, Zeitler P S, Bauer T A, et al. Insulin resistance in adolescents with type 2 diabetes is associated with impaired exercise capacity [J]. J Clin Endocrinol Metab, 2009, 94(10):3687-3695.

[6] Watt M J, Hevener A L. Fluxing the mitochondria to insulin resistance [J]. Cell Metab, 2008, 7(1):5-6.

[7] Hernandez-Alvarez M I, Thabit H, Burns N, et al. Subjects with early-onset type 2 diabetes show defective activation of the skeletal muscle PGC-1{alpha}/Mitofusin-2 regulatory pathway in response to physicalactivity[J]. Diabetes care, 2010, 33(3):645-651.

[8] 聂倩. Mfn2 对棕榈酸诱导的大鼠骨骼肌细胞氧化应激与胰岛素抵抗的影响 [D]. 石家庄:河北医科大学, 2013.

[9] Jackson M J. Free radicals generated by contracting muscle: by-products of metabolism or key regulators of muscle function? [J]. Free Radic Biol Med, 2008, 44(2):132-141.

[10] Ji L L. Modulation of skeletal muscle antioxidant defense by exercise: role of redox signaling[J]. Free Radic Biol Med, 2008, 44(2):142-152.

[11] Katz A. Modulation of glucose transport in skeletal muscle by reactive oxygen species[J]. J Appl Physiol, 2007, 102(4):1671-1676.

[12] Loh K, Deng H, Fukushima A, et al. Reactive oxygen species enhance insulin sensitivity[J]. Cell Metab, 2009, 10(4):260-272.

[13] Furukawa S, Fujita T, Shimabukuro M, et al. Increased oxidative stress in obesity and its impact on metabolic syndrome[J]. J Clin Invest, 2004, 114(12):1752-1761.

[14] Bonnard C, Durand A, Peyrol S, et al. Mitochondrial dysfunction results from oxidative stress in the skeletal muscle of diet-induced insulin-resistant mice[J]. J Clin Invest, 2008, 118(2):789-800.

[15] Matsuzawa-Nagata N, Takamura T, Ando H, et al. Increased oxidative stress precedes the onset of high-fat diet-induced insulin resistance and obesity[J]. Metabolism, 2008, 57(8):1071-1077.

[16] Anderson E J, Lustig M E, Boyle K E, et al. Mitochondrial H_2O_2 emis-

sion and cellular redox state link excess fat intake to insulin resistance in both rodents and humans[J]. J Clin Invest，2009，119(3):573-581.

[17]　Nakamura S，Takamura T，Matsuzawa-Nagata N，et al. Palmitate induces insulin resistance in H4IIEC3 hepatocytes through reactive oxygen species produced by mitochondria[J]. J Biol Chem，2009，284 (22):14809-14818.

[18]　Houstis N，Rosen E D，Lander E S. Reactive oxygen species have a causal role in multiple forms of insulin resistance[J]. Nature，2006，440 (7086):944-948.

[19]　Lefort N，Glancy B，Bowen B，et al. Increased reactive oxygen species production and lower abundance of complex I subunits and carnitine palmitoyltransferase 1b protein despite normal mitochondrial respiration in insulin-resistant human skeletal muscle[J]. Diabetes，2010，59(10): 2444-2452.

[20]　Minet A D，Gaster M. Hydrogen peroxide production is not primarily increased in human myotubes established from type 2 diabetic subjects[J]. J Clin Endocrinol Metab，2011，96(9):E1486-E1490.

[21]　Yang C J，Aye C C，Li X X，et al. Mitochondrial dysfunction in insulin resistance: differential contributions of chronic insulin and saturated fatty acid exposure in muscle cells[J]. Biosci Rep，2012，32(5):465-478.

[22]　Lambertucci R H，Hirabara S M，Silveira L R，et al. Palmitate increases superoxide production through mitochondrial electron transport chain and NADPH oxidase activity in skeletal muscle cells[J]. J Cell Physiol，2008，216(3):796-804.

[23]　Houstek J，Pickova A，Vojtiskova A，et al. Mitochondrial diseases and genetic defects of ATP synthase[J]. Biochim Biophys Acta，2006，1757 (9-10):1400-1405.

[24]　Lipina C，Macrae K，Suhm T，et al. Mitochondrial substrate availability and its role in lipid-induced insulin resistance and proinflammatory signaling in skeletal muscle[J]. Diabetes，2013,62(10):3426-3436.

[25]　Minet A D，Gaster M. ATP synthesis is impaired in isolated mitochondria from myotubes established from type 2 diabetic subjects [J]. Biochem Biophys Res Commun，2010，402(1):70-74.

[26]　Didier L，Yerby B，Deacon R，et al. Diet-induced modulation of mitochondrial activity in rat muscle[J]. Am J Physiol Endocrinol Metab，2007，293(5):E1169-E1177.

[27] Li Y, Zhang X X, Tong N W. Pioglitazone ameliorates palmitate induced impairment of mitochondrial morphology and function and restores insulin level in beta cells[J]. Pharmazie, 2013, 68(4):270-273.

[28] 张秋梅. 氧化应激与 2 型糖尿病的关系及 α 硫辛酸的应用[J]. 医学综述, 2007(24):1984-1985.

[29] 王敏,刘保林,国旭丹. 槲皮素及其代谢物抑制氧化应激与炎症[J]. 食品科学, 2013, 34(15):256-260.

[30] 倪阵. 转录因子 Nrf2 对高脂饮食诱导小鼠肝脏胰岛素抵抗的影响及机制[D]. 西安:第四军医大学, 2013.

[31] Tocchetti C G, Caceres V, Stanley B A, et al. GSH or palmitate preserves mitochondrial energetic/redox balance, preventing mechanical dysfunction in metabolically challenged myocytes/hearts from type 2 diabetic mice[J]. Diabetes, 2012, 61(12):3094-3105.

[32] Zou X, Yan C H, Shi Y J, et al. Mitochondrial Dysfunction in Obesity-Associated Nonalcoholic Fatty Liver Disease: The Protective Effects of Pomegranate with Its Active Component Punicalagin[J]. Antioxid Redox Signal, 2014, 21(11):1557-1570.

[33] 李春艳. 氧化应激、骨骼肌胰岛素抵抗与抗氧化剂干预[J]. 生命的化学, 2009, 29(6):918-922.

[34] Barbagallo M, Dominguez L J, Tagliamonte M R, et al. Effects of vitamin E and glutathione on glucose metabolism: role of magnesium[J]. Hypertension, 1999, 34(4 Pt 2):1002-1006.

[35] Chartoumpekis D V, Ziros P G, Zaravinos A, et al. Hepatic gene expression profiling in Nrf2 knockout mice after long-term high-fat diet-induced obesity[J]. Oxid Med Cell Longev, doi:10.1155/2013/340731.

[36] Golbidi S, Badran M, Laher I. Antioxidant and anti-inflammatory effects of exercise in diabetic patients[J]. Exp Diabetes Res, doi:10.1155/2012/941868.

[37] Converso D P, Taille C, Carreras M C, et al. HO-1 is located in liver mitochondria and modulates mitochondrial heme content and metabolism[J]. FASEB J, 2006, 20(8):1236-1238.

[38] 马森. 牛乳中硒测定及与 GSH-Px 的相关性[J]. 乳业科学与技术, 2007(6):293-295.

[39] 王加志,刘树民,刘红煜,等. 松针总黄酮对肥胖大鼠横纹肌自由基代谢的影响[J]. 中医药学报, 2013, 41(1):27-29.

[40] 申庆运. 褪黑素及其受体激动剂改善高糖高脂喂养大鼠的氧化应激及胰岛

素敏感性[D].衡阳:南华大学,2008.

[41] Salazar M, Rojo A I, Velasco D, et al. Glycogen synthase kinase-3beta inhibits the xenobiotic and antioxidant cell response by direct phosphorylation and nuclear exclusion of the transcription factor Nrf2[J]. J Biol Chem, 2006, 281(21):14841-14851.

[42] Ishii T, Itoh K, Takahashi S, et al. Transcription factor Nrf2 coordinately regulates a group of oxidative stress-inducible genes in macrophages[J]. J Biol Chem, 2000, 275(21):16023-16029.

[43] Bloch-Damti A, Bashan N. Proposed mechanisms for the induction of insulin resistance by oxidative stress[J]. Antioxid Redox Signal, 2005, 7(11-12):1553-1567.

[44] Yu Z, Shao W, Chiang Y, et al. Oltipraz upregulates the nuclear factor (erythroid-derived 2)-like 2 [corrected](NRF2) antioxidant system and prevents insulin resistance and obesity induced by a high-fat diet in C57BL/6J mice[J]. Diabetologia, 2011, 54(4):922-934.

[45] Gounder S S, Kannan S, Devadoss D, et al. Impaired transcriptional activity of Nrf2 in age-related myocardial oxidative stress is reversible by moderate exercise training[J]. PLoS One, 2012, 7(9):e45697.

[46] Uruno A, Furusawa Y, Yagishita Y, et al. The Keap1-Nrf2 system prevents onset of diabetes mellitus[J]. Mol Cell Biol, 2013, 33(15):2996-3010.

[47] Chartoumpekis D V, Ziros P G, Psyrogiannis A I, et al. Nrf2 represses FGF21 during long-term high-fat diet-induced obesity in mice[J]. Diabetes, 2011, 60(10):2465-2473.

[48] Zhang Y K, Wu K C, Liu J, et al. Nrf2 deficiency improves glucose tolerance in mice fed a high-fat diet[J]. Toxicol Appl Pharmacol, 2012, 264(3):305-314.

[49] Sun X J, Rothenberg P, Kahn C R, et al. Structure of the insulin receptor substrate IRS-1 defines a unique signal transduction protein[J]. Nature, 1991, 352(6330):73-77.

[50] Taniguchi C M, Emanuelli B, Kahn C R. Critical nodes in signalling pathways: insights into insulin action[J]. Nat Rev Mol Cell Biol, 2006, 7(2):85-96.

[51] Szendroedi J, Schmid A I, Chmelik M, et al. Muscle mitochondrial ATP synthesis and glucose transport/ phosphorylation in type 2 diabetes[J]. PLoS Med, 2007, 4(5):e154.

[52] Morino K, Petersen K F, Shulman G I. Molecular mechanisms of insulin resistance in humans and their potential links with mitochondrial dysfunction[J]. Diabetes, 2006, 55 (2):S9-S15.

[53] Szendroedi J, Schmid A I, Meyerspeer M, et al. Impaired mitochondrial function and insulin resistance of skeletal muscle in mitochondrial diabetes[J]. Diabetes Care, 2009, 32(4):677-679.

[54] Hirooka Y, Sagara Y, Kishi T, et al. Oxidative stress and central cardiovascular regulation.-Pathogenesis of hypertension and therapeutic aspects[J]. Circ J, 2010, 74(5):827-835.

[55] Ceriello A, Taboga C, Tonutti L, et al. Evidence for an independent and cumulative effect of postprandial hypertriglyceridemia and hyperglycemia on endothelial dysfunction and oxidative stress generation: effects of short-and long-term simvastatin treatment[J]. Circulation, 2002, 106 (10):1211-1218.

[56] Yuzefovych L, Wilson G, Rachek L. Different effects of oleate vs. palmitate on mitochondrial function, apoptosis, and insulin signaling in L6 skeletal muscle cells: role of oxidative stress[J]. Am J Physiol Endocrinol Metab, 2010, 299(6):E1096-E1105.

[57] Hoehn K L, Salmon A B, Hohnen-Behrens C, et al. Insulin resistance is a cellular antioxidant defense mechanism[J]. Proc Natl Acad Sci USA, 2009, 106(42):17787-17792.

[58] He X, Kan H, Cai L, et al. Nrf2 is critical in defense against high glucose-induced oxidative damage in cardiomyocytes[J]. J Mol Cell Cardiol, 2009, 46(1):47-58.

[59] Lu S C. Regulation of glutathione synthesis[J]. Mol Aspects Med, 2009, 30(1-2):42-59.

[60] Shih A Y, Imbeault S, Barakauskas V, et al. Induction of the Nrf2-driven antioxidant response confers neuroprotection during mitochondrial stress in vivo[J]. J Biol Chem, 2005, 280(24):22925-22936.

[61] Lo S C, Hannink M. PGAM5 tethers a ternary complex containing Keap1 and Nrf2 to mitochondria[J]. Exp Cell Res, 2008, 314 (8):1789-1803.

[62] 王欣. ROS 对胰岛素分泌、利用障碍及其关键分子的调控与干预机制[D]. 西安:第四军医大学, 2012.

[63] Yu Z W, Li D, Ling W H, et al. Role of nuclear factor (erythroid-derived 2)-like 2 in metabolic homeostasis and insulin action: a novel

opportunity for diabetes treatment[J]. World J Diabetes, 2012, 3(1):
19-28.

[64] 彭恭,刘延波,李凌海,等.棕榈酸的组织吸收分布及对骨骼肌胰岛素抵抗的
影响[J].生物物理学报,2012,28(1):45-52.

[65] 孙明晓.有氧运动与饮食干预对肥胖少年氧化应激状态的影响和分子机制
研究[D].北京:北京体育大学,2008.

[66] 马国栋.运动诱导的骨骼肌线粒体活性氧生成及其对能量转换的调节[D].
北京:北京体育大学,2006.

[67] Ji L L.Exercise and oxidative stress:role of the cellular antioxidant sys-
tems[J]. Exerc Sport Sci Rev, 1995, 23:135-166.

[68] 赵婷婷.运动和黄芪丹参对大鼠骨骼肌线粒体生物发生的作用[D].上海:
华东师范大学,2007.

[69] Saborido A1, Naudí A, Portero-Otín M,et al. Stanozolol treatment de-
creases the mitochondrial ROS generation and oxidative stress induced by
acute exercise in rat skeletal muscle[J]. J Appl Physiol (1985), 2011,
110(3):661-669.

[70] Muthusamy V R, Kannan S, Sadhaasivam K, et al. Acute exercise stress
activates Nrf2/ARE signaling and promotes antioxidant mechanisms in
the myocardium[J]. Free Radic Biol Med, 2012, 52(2):366-376.

[71] Kaspar J W, Niture S K, Jaiswal A K. Nrf2:INrf2 (Keap1) signaling in
oxidative stress[J]. Free Radic Biol Med, 2009, 47(9):1304-1309.

[72] Kensler T W, Wakabayashi N. Nrf2: friend or foe for chemopreven-
tion? [J] Carcinogenesis, 2010, 31(1):90-99.

[73] Gomez-Cabrera M C, Domenech E, Viña J. Moderate exercise is an an-
tioxidant:upregulation of antioxidant genes by training[J]. Free Radic
Biol Med, 2008, 44(2):126-131.

[74] Radak Z, Taylor A W, Ohno H, et al. Adaptation to exercise-induced
oxidative stress:from muscle to brain[J]. Exerc Immunol Rev, 2001, 7:
90-107.

[75] Packer L, Cadenas E, Davies K J. Free radicals and exercise:an intro-
duction[J]. Free Radic Biol Med, 2008, 44(2):123-125.

[76] Radak Z, Atalay M, Jakus J,et al. Exercise improves import of 8-ox-
oguanine DNA glycosylase into the mitochondrial matrix of skeletal mus-
cle and enhances the relative activity[J]. Free Radic Biol Med, 2009, 46
(2):238-243.

[77] Sachdev S, Davies K J. Production, detection, and adaptive responses to

free radicals in exercise[J]. Free Radic Biol Med, 2008, 44(2):215-223.

[78] Moller P, Wallin H, Knudsen L E. Oxidative stress associated with exereise, psychological stress and life-style factor[J]. Chem Biol Interact, 1996, 102(1):17-36.

[79] Hey-Mogensen M, Hojlund K, Vind B F, et al. Effect of physical training on mitochondrial respiration and reactive oxygen species release in skeletal muscle in patients with obesity and type 2 diabetes[J]. Diabetologia, 2010, 53(9):1976-1985.

[80] Quindry J C, Hamilton K L, French J P, et al. Exercise-induced HSP-72 elevation and cardioprotection against infarct and apoptosis[J]. J Appl Physiol (1985), 2007, 103(3):1056-1062.

[81] Powers S K, Criswell D, Lawler J, et al. Regional training-induced alterations in diaphragmatic oxidative and antioxidant enzymes [J]. Respir Physiol, 1994, 95(2):227-237.

[82] Powers S K, Ji L L, Leeuwenburgh C. Exercise training-induced alterations in skeletal muscle antioxidant capacity a brief review[J]. Med Sci Sports Exerc, 1999, 31(7):987-997.

[83] Evelo C T, Palmen N G, Artur Y, et al. Changes in blood glutathione concentrations, and in erythrocyte glutathione reductase and glutathione S-transferase activity after running training and after participation in contests[J]. Eur J Appl Physiol Occup Physiol, 1992, 64(4):354-358.

[84] Leeuwenburgh C, Hollander J, Leichtweis S, et al. Adaptations of glutathione antioxidant system to endurance training are tissue and muscle fiber specific[J]. Am J Physiol, 1997, 272(1 Pt 2):R363-R369.

[85] Frasier C R, Moore R L, Brown D A. Exercise-induced cardiac preconditioning: how exercise protects your achy-breaky heart [J]. J Appl Physiol (1985), 2011, 111(3):905-915.

[86] Reuland D J, McCord J M, Hamilton K L. The role of Nrf2 in the attenuation of cardiovascular disease[J]. Exerc Sport Sci Rev, 2013, 41(3):162-168.

[87] 毛文慧. 运动对小鼠的自由基代谢及衰老的影响[J]. 南京师大学报(自然科学版), 2001, 24(2):2.

[88] Ristow M, Zarse K, Oberbach A, et al. Antioxidants prevent health-promoting effects of physical exercise in humans[J]. Proc Natl Acad Sci U S A, 2009, 106(21):8665-8670.

[89] Warburton D E, Nicol C W, Bredin S S. Health benefits of physical

activity: the evidence[J]. CMAJ, 2006, 174(6):801-809.

[90] James D E, Kraegen E W, Chisholm D J. Effect of exercise training on whole-body insulin sensitivity and responsiveness[J]. J Appl Physiol Respir Environ Exerc Physiol, 1984, 56(5):1217-1222.

[91] Dela F, Larsen J J, Mikines K J, et al. Insulin-stimulated muscle glucose clearance in patients with NIDDM. Effects of one-legged physical training[J]. Diabetes, 1995, 44(9):1010-1020.

[92] Pan X R, Li G W, Hu Y H, et al. Effects of diet and exercise in preventing NIDDM in people with impaired glucose tolerance. The Da Qing IGT and Diabetes Study[J]. Diabetes Care, 1997, 20(4):537-544.

[93] Kelley D E, Goodpaster B H. Effects of physical activity on insulin action and glucose tolerance in obesity[J]. Med Sci Sports Exerc, 1999, 31(11):S619-S623.

[94] Knowler W C, Barrett-Connor E, et al. Reduction in the incidence of type 2 diabetes with lifestyle intervention or metformin[J]. N Engl J Med, 2002, 346(6):393-403.

[95] Simoneau J A, Kelley D E. Altered glycolytic and oxidative capacities of skeletal muscle contribute to insulin resistance in NIDDM[J]. J Appl Physiol (1985), 1997, 83(1):166-171.

[96] Dubé J J, Amati F, Stefanovic-Racic M, et al. Exercise-induced alterations in intramyocellular lipids and insulin resistance: the athlete's paradox revisited[J]. Am J Physiol Endocrinol Metab, 2008, 294(5):E882-E888.

[97] Meex R C, Schrauwen-Hinderling V B, Moonen-Kornips E, et al. Restoration of muscle mitochondrial function and metabolic flexibility in type 2 diabetes by exercise training is paralleled by increased myocellular fat storage and improved insulin sensitivity[J]. Diabetes, 2010, 59(3):572-579.

[98] Toledo F G, Menshikova E V, Ritov V B, et al. Effects of physical activity and weight loss on skeletal muscle mitochondria and relationship with glucose control in type 2 diabetes[J]. Diabetes, 2007, 56(8):2142-2147.

[99] Powers S K, Jackson M J. Exercise-induced oxidative stress: cellular mechanisms and impact on muscle force production[J]. Physiol Rev, 2008, 88(4):1243-1276.

[100] Birringer M, Kuhlow D, Pfluger P T, et al. Improved glucose metabo-

lism in mice lacking alpha-tocopherol transfer protein[J]. Eur J Nutr，2007，46(7)：397-405.

[101]　Gomez-Cabrera M C，Domenech E，Romagnoli M，et al. Oral adminis-tration of vitamin C decreases muscle mitochondrial biogenesis and hampers training-induced adaptations in endurance performance[J]. Am J Clin Nutr，2008，87(1)：142-149.

[102]　许国喜，沈飞.运动对胰岛素抵抗大鼠骨骼肌 IRS-1 与 Tyr 磷酸化及氧化应激的影响[J].西安体育学院学报，2012，29(1)：89-93.

[103]　Belotto M F，Magdalon J，Rodrigues H G，et al. Moderate exercise improves leucocyte function and decreases inflammation in diabetes[J]. Clin Exp Immunol，2010，162(2)：237-243.

[104]　St-Pierre J，Drori S，Uldry M，et al. Suppression of reactive oxygen species and neurodegeneration by the PGC-1 transcriptional coactivators [J]. Cell，2006，127(2)：397-408.

[105]　Fritz T，Krämer D K，Karlsson H K，et al. Low-intensity exercise increases skeletal muscle protein expression of PPARdelta and UCP3 in type 2 diabetic patients[J]. Diabetes Metab Res Rev，2006，22(6)：492-498.

[106]　Filippis E D，Alvarez G，Berria R，et al. Insulin-resistant muscle is exercise resistant：evidence for reduced response of nuclear-encoded mitochondrial genes to exercise[J]. Am J Physiol Endocrinol Metab，2008，294(3)：E607-E614.

[107]　赵斐，靳庆勋，乔海荣，等.有氧运动改善高脂膳食诱导的胰岛素抵抗：增强骨骼肌线粒体融合与分裂及功能[J].中国运动医学杂志，2012，31(1)：24-30.

[108]　漆正堂，贺杰，张媛，等.65%～75%最大强度的耐力运动对老龄小鼠骨骼肌线粒体氧化应激与膜电位的影响[J].体育科学，2010，30(10)：46-51.

[109]　邵月.运动地 P53 调节能量代谢信号通路相关基因表达的影响[D].上海：华东师范大学，2010.

[110]　He H J，Wang G Y，Gao Y，et al. Curcumin attenuates Nrf2 signaling defect，oxidative stress in muscle and glucose intolerance in high fat diet-fed mice[J]. World J Diabetes，2012，3(5)：94-104.

[111]　Panchal S K，Ward L，Brown L. Ellagic acid attenuates high-carbohy-drate，high-fat diet-induced metabolic syndrome in rats[J]. Eur J Nutr，2013，52(2)：559-568.

[112]　Zhao S G，Li Q，Liu Z X，et al. Curcumin attenuates insulin resistance

in hepatocytes by inducing Nrf2 nuclear translocation[J]. Hepatogastroenterology，2011，58(112)：2106-2111.

[113] 李程，万沁.Nrf2/ARE 通路与糖尿病及并发症的关系[J].西南军医，2013，15(1)：45-48.

[114] 崔俣，马海英,孔力.Nrf2/ARE 通路与机体抗氧化机制的研究进展[J].吉林大学学报(医学版)，2011，31(1)：187-190.

[115] 赵丽,赵曙光,李慧艳,等.Nrf2 对高脂饮食诱导的大鼠胰岛素抵抗的保护作用[J].山西医科大学学报，2011，42(9)：723-726.

[116] Seo H A，Lee I K. The role of Nrf2：adipocyte differentiation，obesity，and insulin resistance[J]. Oxid Med Cell Longev. doi：10. 1155/2013/184598.

[117] Narashimhan M，Hong J，Atieno N，et al. Nrf2 deficiency promotes apoptosis and impairs PAX7/MyoD expression in aging skeletal muscle cells[J]. Free Radic Biol Med，2014，71：402-414.

[118] Jiang H K，Miao Y，Wang Y H，et al. Aerobic interval training protects against myocardial infarction-induced oxidative injury by enhancing antioxidase system and mitochondrial biosynthesis[J]. Clin Exp Pharmacol Physiol，2014，41(3)：192-201.

[119] Zhao X，Bian Y，Sun Y,et al. Effects of moderate exercise over different phases on age-related physiological dysfunction in testes of SAMP8 mice[J]. Exp Gerontol，2013，48(9)：869-880.

[120] Tullet J M，Hertweck M，An J H，et al. Direct inhibition of the longevity-promoting factor SKN-1 by insulin-like signaling in C. elegans [J]. Cell，2008，132(6)：1025-1038.

[121] Morrison C D，Pistell P J，Ingram D K，et al. High fat diet increases hippocampal oxidative stress and cognitive impairment in aged mice：implications for decreased Nrf2 signaling[J]. J Neurochem，2010，114 (6)：1581-1589.

[122] Chang C L，Au L C，Huang S W，et al. Insulin up-regulates heme oxygenase-1 expression in 3T3-L1 adipocytes via PI3-kinase-and PKC-dependent pathways and heme oxygenase-1-associated microRNA down-regulation[J]. Endocrinology，2011，152(2)：384-393.

[123] Geraldes P，Yagi K，Ohshiro Y,et al. Selective regulation of heme oxygenase-1 expression and function by insulin through IRS1/phosphoinositide 3-kinase/Akt-2 pathway[J]. J Biol Chem，2008，283(49)：34327-34336.

[124] Ren H, Leib S L, Ferriero D M, et al. Induction of haem oxygenase-1 causes cortical non-haem iron increase in experimental pneumococcal meningitis: evidence that concomitant ferritin up-regulation prevents iron-induced oxidative damage[J]. J Neurochem, 2007, 100 (2): 532-544.

[125] Ryter S W, Alam J, Choi A M. Heme oxygenase-1/carbon monoxide: from basic science to therapeutic applications[J]. Physiol Rev, 2006, 86(2):583-650.

[126] Karolkiewicz J, Szczêsniak L, Deskur-Smielecka E, et al. Oxidative stress and antioxidant defense system in healthy, elderly men: relationship to physical activity[J]. Aging Male, 2003, 6(2):100-105.

[127] Moien-Afshari F, Ghosh S, Khazaei M, et al. Exercise restores endothelial function independently of weight loss or hyperglycaemic status in db/db mice[J]. Diabetologia, 2008, 51(7):1327-1337.

[128] Niess A M, Passek F, Lorenz I, et al. Expression of the antioxidant stress protein heme oxygenase-1 (HO-1) in human leukocytes: acute and adaptational responses to endurance exercise[J]. Free Radical Biology and Medicine, 1999, 26(1-2):184-192.

[129] Kalani R, Judge S, Carter C,et al. Effects of caloric restriction and exercise on age-related, chronic inflammation assessed by C-reactive protein and interleukin-6[J]. J Gerontol A Biol Sci Med Sci, 2006, 61(3):211-217.

[130] Demirel H A, Powers S K, Zergeroglu M A, et al. Short-term exercise improves myocardial tolerance to in vivo ischemia-reperfusion in the rat [J]. J Appl Physiol (1985), 2001, 91(5):2205-2212.

[131] Reddy Avula C P, Fernandes G. Modulation of antioxidant enzymes and lipid peroxidation in salivary gland and other tissues in mice by moderate treadmill exercise[J]. Aging (Milano), 1999, 11(4):246-252.

[132] Karanth J, Jeevaratnam K. Oxidative stress and antioxidant status in rat blood, liver and muscle: effect of dietary lipid, carnitine and exercise[J]. Int J Vitam Nutr Res, 2005, 75(5):333-339.

[133] Shih P H, Yen G C. Differential expressions of antioxidant status in aging rats: the role of transcription factor Nrf2 and MAPK signaling pathway[J]. Biogerontology, 2007, 8(2):71-80.

[134] Asghar M, George L, Lokhandwala M F. Exercise decreases oxidative stress and inflammation and restores renal dopamine D1 receptor function in old rats[J]. Am J Physiol Renal Physiol, 2007, 293(3):F914-F919.

附　　录

附录一　常用缩略词

英文缩写	英文全称	中文全称
FFA	Free fatty acids	游离脂肪酸
IR	Insulin resistance	胰岛素抵抗
PA	Palmitate	棕榈酸
G	Glucose	葡萄糖
EPS	Electrical pulse stimulation	电刺激
C2C12	Mouse C3H muscle myoblast	小鼠骨骼肌成肌细胞
AMPK	Adenosine 5′-monophosphate（AMP）-activated protein kinase	AMP 依赖的蛋白激酶
OS	Oxidative stress	氧化应激
Nrf2	Nuclear factor erythroid 2-related factor 2	核因子 NF-E2 相关因子
ARE	Antioxidant responsive element	抗氧化反应元件
GLUT4	Glucose transporter 4	葡萄糖转运体 4
TNF-α	Tumor necrosis factor α	肿瘤坏死因子 α
LDH	Lactate dehydrogenase	乳酸脱氢酶
TZDs	Thiazolidinediones	噻唑烷二酮
Pio	Pioglitazone	吡格列酮
PKB	Protein kinase B	蛋白激酶 B
AS160	Akt substrate 160	Akt 作用底物 160
IRS-1	Insulin receptor substrate 1	胰岛素受体底物-1
MDA	Malondialdehyde	丙二醛
TFAM	Mitochondrial transcription factor	线粒体转录因子
RE	Resistance exercise	抗阻练习
ROS	Reactive oxygen species	活性氧
MtROS	Mitochondrial reactive oxygen species	线粒体活性氧
HO-1	Heme oxygenase 1	血红素加氧酶-1

英文缩写	英文全称	中文全称
NQO1	NAD(P)H dehydrogenase，quinone 1	NAD(P)H 脱氢酶 Q1
GST	Glutathionine S-transferase	谷胱甘肽-S-转移酶
SOD	Superoxide dismutase	超氧化物歧化酶
GSH	Glutathione	谷胱甘肽
MMP	Mitochondrial membrane potential	线粒体膜电位
GPx	Glutathione peroxidase	谷胱甘肽过氧化物酶

附录二　细胞培养试剂及实验试剂

名称	生产厂家
DMEM 高糖培养基	北京康彻赛尔生物技术有限公司
DMEM 低糖培养基	维森特生物技术(南京)有限公司
DMEM 高糖无酚红培养基	维森特生物技术(南京)有限公司
胎牛血清(标准级)	美国 Hyclone
马血清	美国 Hyclone
胰蛋白酶	美国 Gibcol
L-谷氨酰胺	美国 Sigma
青、链霉素	美国 Sigma
二甲基亚枫(DMSO)	美国 Sigma
LDH 检测试剂盒	南京建成生物工程研究所
MTT 检测试剂盒	南京建成生物工程研究所
葡萄糖检测试剂盒	北京普利莱基因技术有限公司
Low Free Fatty Acid Bovine Albumin	Roche
Pioglitazone	Cayman
结晶牛胰岛素	Sigma
棕榈酸	Sigma
总蛋白提取试剂 RIPA(♯P1260)	上海博彩生物科技有限公司
胞核胞膜胞浆试剂盒(♯P1201)	北京普利莱基因技术有限公司
PMSF	上海博彩生物科技有限公司
SDS-PAGE 凝胶配制试剂盒(♯P0012A)	碧云天生物技术研究所
医用 X 射线胶片显影粉及定影粉	天津市冠桥医疗器械有限公司
Luminata crescendo western HRP substrate(♯wblur0100)	美国 Millipore 公司
HRP 羊抗兔 IgG(♯BA1054)	武汉博士德生物工程有限公司

续表

名称	生产厂家
兔抗 GLUT4（♯BA1626）	武汉博士德生物工程有限公司
兔抗 AKT	CST
兔抗 AMPK	CST
兔抗 p-IRS-1-Ser^{307}	北京博奥森生物技术有限公司
兔抗 p-AS160-Thr^{642}	Abcam
兔抗 p-AMPK-Thr^{172}	CST
兔抗 p-AKT-Ser^{473}	CST
内参 Actin 抗体	美国 AFFINITY 公司
脱脂奶粉	MBCHEM
PVDF 膜	美国 Millipore 公司
柯达 X-OMATBT 医用 X 射线胶片	锐珂（厦门）医疗器材有限公司
甲醇	广州化学试剂厂
活性氧检测试剂盒	碧云天生物技术研究所
ATP 检测试剂盒	碧云天生物技术研究所
线粒体膜电位检测试剂盒（JC-1）	碧云天生物技术研究所
细胞线粒体分离试剂盒	碧云天生物技术研究所
GSH 和 GSSG 检测试剂盒	碧云天生物技术研究所
BCA 蛋白浓度测定试剂盒	碧云天生物技术研究所
兔抗 HO-1	北京博奥森生物技术有限公司
兔抗 Nrf2	Abcam

附录三　主要实验仪器及耗材

名称	生产厂家
CO_2 细胞培养箱	美国 Thermo 公司
CKX41 倒置相差显微镜	日本 OLYMPUS 公司
BCM-1000A 型生物洁净工作台	苏净集团安泰公司
AMA240 全自动压力蒸汽消毒器	英国 Astell 公司
真空泵	美国 Nalge 公司
8 道移液器	德国 Eppendrof 公司
FA2004 电子天平	上海天平仪器厂
101A-1 干燥箱	上海实验仪器总厂
5417R 台式高速冷冻离心机	德国 Eppendrof 公司
TDL-5 型离心机	上海安亭科学仪器厂

名称	生产厂家
GSY-Ⅱ型电热恒温水浴锅	北京市医疗设备厂
PHS-29A 型 pH 计	上海雷磁仪器厂
BCD-179C 冰箱	LG 公司
6 孔、96 孔细胞培养板、酶标板	美国 Corning 公司
0.2 μm 滤膜	美国 Gibco 公司
酶标仪 Model 55	日本 BIO-RAD 公司
玻璃匀浆器	海门市华凯实验玻璃仪器有限公司
暗室灯	广东粤华医疗器械厂有限公司
Ultra Pure UF 纯水系统	上海和泰仪器有限公司
GL-3250A 磁力搅拌器	江苏海门其林贝尔仪器制造有限公司
SKG-01 电热恒温干燥箱	湖北省黄石市医疗器械厂
TGL-16 台式高速冷冻离心机	湖南湘仪实验室仪器开发有限公司
立式压力蒸汽灭菌器	上海博迅实业有限公司医疗设备厂
TS-1 脱色摇床	金坛市富华仪器有限公司
AX-Ⅱ X 射线摄影暗匣	广东粤华医疗机械厂有限公司
VE-180T 微型垂直电泳槽	上海天能科技有限公司
VE-186 转移电泳槽	上海天能科技有限公司
超低温冰箱	Revco Technologlies Asheville Nc USA
1420-060 化学发光仪	美国 Perkin Elmer 公司
玻璃匀浆器(2 mL)	DOUNCE